JN123696

LE PETIT LIVRE DES PLANTES MÉDICINALES

ちいさな手のひら事典

薬草

LE PETIT LIVRE DES PLANTES MÉDICINALES

ちいさな手のひら事典
薬草

エリザベート・トロティニョン 著

新田理恵 監修
ダコスタ吉村花子 翻訳

目次

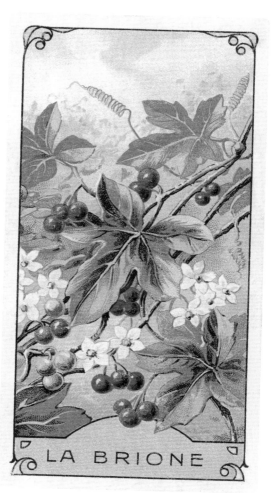

LA BRIONE

薬用植物の歴史

太古の昔から、植物は人類の関心の的でした。食糧として、あるいは薬として用いられ、本能と経験をもとに少しずつ、試行錯誤を繰り返しながら知識が広がりました。時には失敗もあり、最悪の場合、死に至ることも。けれども鋭い観察力のおかげで、確かな知識を確立することができたのです。人間は植物の効用を確信し、超自然の力があるとさえ信じました。

民間の知恵から……

かつて農民たちは独自に植物を処方していました。自分たちの土地を知り尽くして、適切なタイミングを見計らって植物を採取し、煎じ薬や軟膏を作っていました。彼らは木や花に特定の病気を治す力があることを知っていましたが、こうした効用はのちに学術的研究によって裏付けられることになります。また祈祷師や多少魔力があるとされる老人や整骨師も人々から頼りにされていて、植物をベースにした秘薬を用いていました。ただし、かならずしも治るとは限りません。それでも植物に関する知識は徐々に信頼度を高め、世代から世代へと受け継がれました。現在でも、祖先から受け継いだ自然由来の薬を病気や怪我の治療に用いている人もいます。残念なことに現代社会はこうした昔ながらの知恵をほとんど忘れてしまい、合成薬にばかり頼るようになってしまいました。

※ 合成分子の薬も時には有用です。未病対策などにかかりつけ医と相談しながら取り入れましょう。また、伝統医療やまじない的ケアもプラシーボ効果など間接的効果も含めて期待できます。

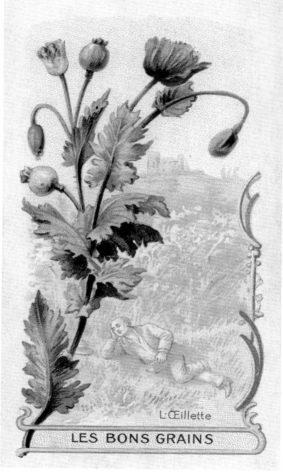

L'Œillette

LES BONS GRAINS

科学的知見へ……

　中国、インド、エジプト、ローマなどほぼすべての古代文明で
は、植物を使った治療が行われていました。とりわけ植物知識
を深めたのがギリシャ人で、すでに紀元前5世紀には医学の父
ヒポクラテスが柳の葉や皮を鎮痛解熱剤として用い、その2世
紀後には哲学者・博物学者のテオプラストスが500種以上の
植物の薬効について記述しました。1世紀にはディオスコリデ
スが『薬物誌』を著し、以降、ギリシャ人たちの獲得した植物知
識は繰り返し取り上げられ、利用されました。中世になるとアラ
ビアの知識人や医師、修道士や修道女が古代の資料の写しを
作成すると同時に、御料地令(カピトゥラーレ・デ・ヴィリス。
カール大帝時代に発布された行政命令で、帝国内での栽培対
象となる花や草木を列記した一覧表が収録されている)に掲載
された植物や、当時の医学界をリードしていたイタリアのサレ
ルノ医学校出身の医師たちが勧める植物を研究し、その薬効
やリスクを検証して、自らの庭で栽培しました。植物に造詣が
深い知識人の中でも、12世紀の女子修道院長ヒルデガルト・
フォン・ビンゲンと13世紀の神学者アルベルトゥス・マグヌスは
群を抜いていて、先人たちの残した資料を知り尽くし、研究を
通じて植物知識の進歩に貢献しました。ルネサンス時代にはイ
タリア人ピエトロ・アンドレア・マッティオリが在来植物と外来
植物を分類しました。

※ 日本では中国から伝わった神農本草経などをベースに、本草学が発達しました。貝原益軒や平賀源内、小野蘭山などの本草学者も登場して江戸時代に全盛期を迎えます。幕府は採薬使を全国に遣わせてリサーチを行い、御薬園という薬草をはじめとした有用植物の栽培研究所も各地に設立しました

　　ドイツでは「植物学の父」と謳われた聖職者ヒエロニムス・ボックとレオンハルト・フックスが植物図鑑を作成し、薬用植物についての知識を探究しました。ヨーロッパのその他の地域に目を向ければ、フランドルではカロルス・クルシウスとマティアス・デ・ロベルが、スイスではコンラート・ゲスナーが同様の業績を残しています。同じ頃、化学者・錬金術師のパラケルススにより、植物はあらゆる病気に物理的に対応している、したがって特効薬となる、という説が唱えられました。これに従えば、例えばオレンジ色のキンセンカは黄疸を治すことになります。こうした新たな植物学では旅人たちも一定の役割を担い、遥か彼方の地からショウガやセンナ、より時代が下るとキナノキやユーカリなど新たな薬用植物をもたらしました。17世紀から18世紀にかけては、ジョゼフ・ピトン・ド・トゥルヌフォール、カール・フォン・リンネ、ジュシュー兄弟など著名な植物学者たちが輩出し、19世紀になると植物の有効成分を研究する化学者や薬剤師が登場します。ジギタリスに含まれるジギタリン、ケシに含まれるモルフィン、キナノキに含まれるキニーネを発見したのもこうした人々です。現在では合成薬剤の40%が葉、樹皮、根の

自然分子の複製をもとに製造されています。こうした製造方法でも薬用植物の効果に影響はなく、高い治癒効果を保っています。しかも現代社会では科学への信頼が少なからず揺らぎ、薬用植物の使用が安心感を与えていることも事実なのです。

※「日本植物学の父」と呼ばれている植物学者は、牧野富太郎です。日本人として国内で初めて新種に学名をつけ、約40万枚の標本を収集し、新種や新品種など約1500種類以上の植物を命名したそうです。彼の描く植物画も非常に精密で美しく、人気があります。

注 意

　本書に掲載されている情報は、執筆時点で一般に認められている知識を反映しています。本書は薬用植物案内ではありません。古いイラストにはいくつかの誤りや不正確さがあり、いかなる場合でも、規範にはなりえません。植物の識別方法はきわめて複雑なため、自然環境や庭で採取した植物はすべて、医師や薬剤師による確認が必須です。同様に、内服外用を問わず使用の際は、服用量や主な使用法を記した専門家による書籍を参考にすることをお勧めいたします。本書でも、毒性があり特に注意して扱うべき植物も紹介しています。

セイヨウノコギリソウ

Achillea millefolium

　この植物のラテン語名「アキレア・ミレフォリウム」は、ギリシャ神話のトロイ戦争で活躍した英雄アキレウスに由来すると言われています。言い伝えによれば、アキレウスはかかとの怪我をセイヨウノコギリソウで治そうとしたとか。けれどもアキレウス同様、この言い伝えも伝説の域を出ません。というのも、セイヨウノコギリソウは中央・北ヨーロッパには咲き乱れているのですが、ギリシャには生息していないのです。葉には細長い切り込みが入っていて、樟脳のような強い香りを放ち、真夏になると先端に白い花が咲きます（ピンク色の場合も）。特に癒合効果が重宝されていて、「切り傷の薬草」「軍人の薬草」「大工の薬草」などの名でも呼ばれています。外用薬としては、皮膚炎、ひび割れ、あかぎれ、とびひ、打ち身に効きます。昔は煎じて羊の疥癬の治療に使われていました。花の先端は消化を促し、煮出したものを食前に飲むと食欲を増進させます。煎じ薬は鼻血を止め、痔のうっ血を和らげます。お湯に浸して足湯をすれば、嫌な汗のにおいを取ってくれます。万能薬のようですが、日光に反応するので、皮膚に塗った後には保護が必要です。またアレルギーを引き起こすこともあるので、妊婦にはお勧めしません。

※ 日本でもノコギリソウ（*Achillea alpina*）が本州中部以北に自生し、奈良〜平安時代には茎で吉凶占いをしたと言われています。葉、茎、花は、蓍草と呼ばれる生薬。全草を乾燥して煮出し、健胃、風邪対策、強壮などに用います。

LES PLANTES UTILES

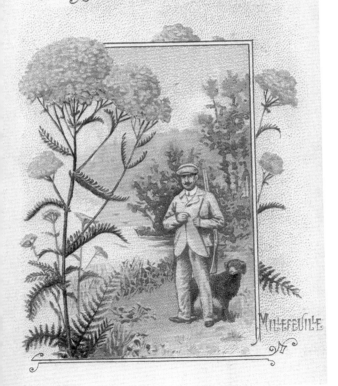

MILLEFEUILLE

アロエ〜アロエベラ

Aloe barbadensis

　エジプトでは古くから知られる植物で、アフリカ東部原産の丈夫な多年草です。地中海の高温地域に広がり、挿し木で繁殖しました。現在ではアメリカの高温地帯にも広く繁殖していますが、スペイン人により持ち込まれたと考えらます。滋養に富んだ肉厚な植物で、大ぶりでぽってりとした葉と、まっすぐ伸びた長い茎に段状に咲くオレンジ色の花が特徴です。葉からは黄色く苦い濃厚な液が抽出されます。また透明でねっとりとしたジェル状の液も抽出され、アロエベラの名で商品化されています。濃厚な液は使用量次第で食前の飲み物にもなれば、便秘薬にもなり、強力な下剤にもなります。ジェルの高い癒合効果は古代から広く知られていました。塗布してガーゼを当てると、傷口や火傷を清潔にして癒合を促します。アレキサンダー大王は矢に射られて怪我を負い、化膿した傷口をアロエで治したとか。アロエローションは軽度の皮膚炎を鎮めてくれます。現代ではコスメ分野でも人気で、化粧落しや口紅、日焼け止めクリーム、保湿剤、さらにはアンチエイジングクリームにも用いられています。

※ 世界各国で重用され、ポルトガルのハーブ薬局でも、夏の肌の潤い対策として99％アロエ成分のジェルが人気でした。日本でも栽培種を庭先でよく見かけます。漢方でも葉から絞った液体を乾燥させたものを「蘆薈（ろかい）」という生薬として、便秘や不眠、虫歯の時に少量を飲みます。

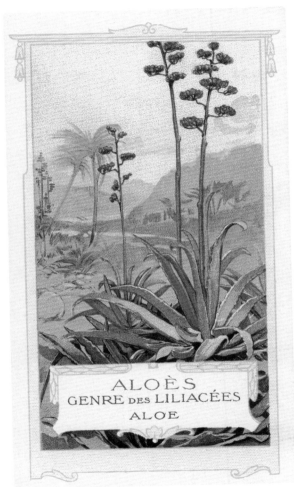

ALOÈS
GENRE DES LILIACÉES
ALOE

アーモンド

Prunus amygdalus

　西アジア原産の植物で、古代に地中海一帯や中国に伝わりました。白やピンク色の花が咲いた後に葉が伸びます。乾燥した石ころだらけの土地に育ち、強烈な日光や酷暑にも負けません。甘扁桃と苦扁桃があり、甘扁桃は食用で、スイート種（*Prunus amygdalus var. dulcis*）の木になり、苦扁桃には強い毒性があり、ビター種（*Prunus amygdalus var. amara*）の木になります。残念ながら、自然界ではこの２つを見分ける手段はないので、用心してお店で買った方がよいでしょう。甘扁桃は人間にとってとても貴重で、ビタミンBとE、リン、マグネシウム、その他の無機塩が豊富で栄養たっぷり。糖分が少ないので、糖尿病の人でも安心して食べられます。コスメとして使えば、新鮮なオイルが皮膚を柔らかく滑らかにしますし、かゆみにも効きます。内服すれば、消化器の炎症を抑え、便秘を軽減してくれます。食用オイルとしても活躍し、魚や鶏肉と相性がよいのですが、酸化が早いのが玉に瑕です。アーモンドミルクや、アーモンドと砂糖と水で作られたアーモンドシロップはとても爽やかな飲み物です。

※ 16世紀から続くエストニアの老舗の薬局で売られている、失恋の時や記憶力を上げたい時によいとされるお菓子にもアーモンドがたっぷりと使われていました。

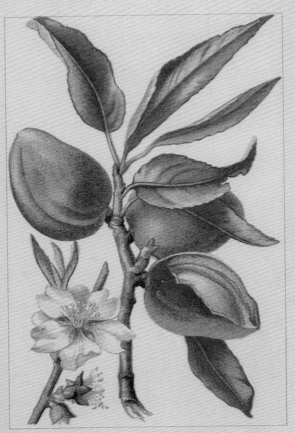

AMANDIER

セイヨウトウキ

Angelica archangelica

　「天使のハーブ」とか「聖霊の根」などと呼ばれるセイヨウトウキ。フランス語名は「天使のような」の意のアンジェリークで、中世にペストが流行した時には、大天使ガブリエルがこの植物を特効薬にしたと言われています。大ぶりで香り豊か。スカンディナヴィアにまで生息しており、庭におなじみの植物です。中世になると魔法の効力があるとして注目が集まりました。お守りとして身につければ、呪いを祓うことができるとか。数多くの特性があり、葉や茎の砂糖漬けはお菓子作りに使えますし、植物全体は修道院で薬用酒として作られていたシャルトリューズやベネディクティンの原料になります。そのレシピは門外不出で、現在でも修道士たちが秘密を守って作っています。しかしセイヨウトウキの名を知らしめているのは、何よりもその薬用効果の高さ。根や葉や種を煎じたものは、消化器の働きを促します。また神経系にも働き、活力をもたらしバランスを整えてくれるので、過労やストレスに悩む人の味方です。ただしきわめて毒性が高いドクニンジンと間違えやすいので要注意。外見も白い花もセイヨウトウキにそっくりです。セイヨウトウキを摘んだら、かならず専門家に確認しましょう。

※ 日本にも在来のトウキとして、ヤマトトウキ、ミヤマトウキ、ホッカイトウキなどがあります。根が生薬となり、「当帰芍薬散」など婦人病薬に配合されています。葉や茎は食品としても注目され、肩こり、冷え性、貧血改善を期待されて、お茶や浴湯料として使われています。

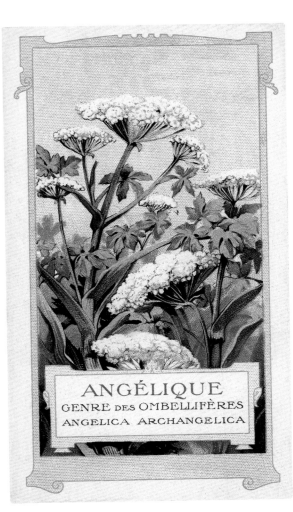

ANGÉLIQUE
GENRE DES OMBELLIFÈRES
ANGELICA ARCHANGELICA

アニス

Pimpinella anisum

　中近東原産のアニスは古代から知られ、ギリシャ、ラテン、中国、インドの医師たちにより利用されていました。9世紀のカール大帝時代に発布された御料地令(カピトゥラーレ・デ・ヴィリス、p9参照)には、帝国各地でこの植物を栽培するようにと記されています。19世紀になるとフランスのトゥーレーヌ地方、アルビジョワ地方、アルザス地方で様々な品種が栽培されるようになり、現在では特に南ヨーロッパやトルコで集中栽培されています。アニス、キャラウェイ(*Carum carvi*、「ヴォージュ地方のアニス」とも)、クミン、フェンネルの実はかつて4大温種子と呼ばれ、体を温め、消化器のトラブルを治し、安眠をもたらし、口臭を防ぎ、動悸や筋肉痛を和らげ、出産直後の女性の母乳分泌を促すと考えられていました。幅広い用途のアニスは広く知られ、ブルゴーニュ地方のフラヴィニーではアニスを砂糖で包んだドラジェというお菓子が作られていますし、アニスのエッセンス、アネトールはアニゼットと呼ばれる飲み物に使われています。アニゼットは18世紀にボルドーのマリー・ブリザールが発明したアルコール飲料です。

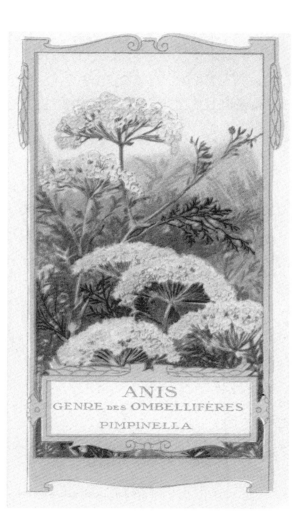

ANIS
GENRE des OMBELLIFÉRES
PIMPINELLA

イチゴノキ

Arbutus unedo

　　小ぶりな灌木で、地中海沿岸に原生し、小規模ながらブルターニュやアイルランド沿岸にも生息しています。しっかりとした葉で、花は白く鈴の形をしており、オレンジがかかった赤い実はサクランボほどの大きさで、小さな凸凹があります。ローマ時代には、実は食べられたものではないし頭痛を催させると言われ、医師からは顧みられませんでした。酩酊やめまいを起こすとさえ信じられ、長い間人気とはほど遠かったのですが、現在では科学の進歩により、各部の効用が明らかにされています。葉、樹皮、実を煎じて飲むと、泌尿器の感染症に効きます。実はそのまま食べることもできますが、時々木になったまま発酵してアルコール分を含んでいるので、適量に抑えた方がよいでしょう。食べすぎで便秘になることも。またジャム作りにも用いられますが、細かい皮の粒を取らねばならないこともあるので忍耐力が必須です。

※ イチゴという名前が入っていますが、一般的なイチゴ（バラ科）とは違ってツツジ科に属する低木です。日本に渡来したのは戦後とされており、実がイチゴのような形をしているので、このように呼ばれています。

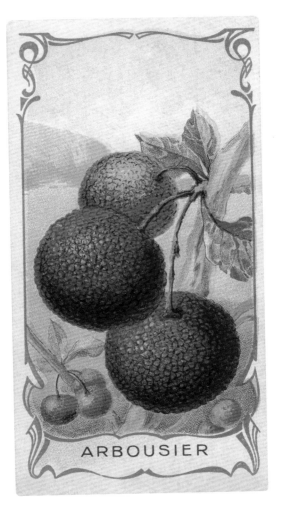

ARBOUSIER

アルニカ〜アルニカ・モンタナ

Arnica montana

　オレンジがかかった黄色い大ぶりな花を咲かせるアルニカは、茎の中央で2枚の小さな葉が向かい合っているので、同色の頭状花序（花軸の先端が広がり、花が多数密生しているもの）の植物との見分けがつきます。やせた放牧地や湿った腐植土に生え、山を好みます。「ヴォージュのタバコ」とか「アルプスのタバコ」とも呼ばれるのは、昔この地域の農民たちがアルニカの葉を吸っていたから。ギリシャやイタリアには生息しないため、古代の医師に知られることなく、16世紀になるまで医学書にも登場しませんでした。内服すると神経系を侵すため、外用薬としてのみ用いられます。塗布してガーゼを当てれば、筋肉トラブルや外傷のない怪我に効きます。また打ち身を和らげるので、「転んだ時の薬草」とも呼ばれます。栽培は難しく、製薬会社は自生しているものを摘んで利用しています。そのためアルニカ自体が減少している上に、生息環境に影響を及ぼす肥料の使用が状況を悪化させています。絶滅を避けるため、1992年以降、欧州内の取り決めによりアルニカの生息環境が保護されていますが、アメリカでは同属のアルニカ・シャミソニス（*Arnica chamissonis*）が薬用に大量栽培されています。

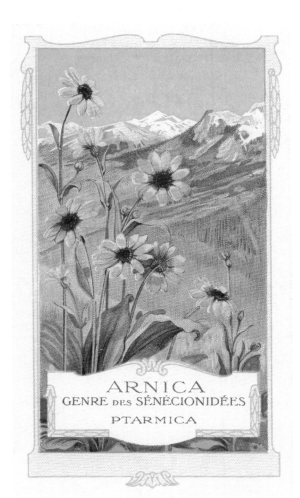

ARNICA
GENRE DES SÉNÉCIONIDÉES

PTARMICA

オオグルマ

Inula helenium

　頑健な多年草で、2メートルの高さにも達するオオグルマは堀や湿原や庭で盛んに育てられ、夏になると美しい黄色い花を咲かせます。アジア原産ですが、すでに古代には地中海地方、次いでヨーロッパ全域に植えられ、順化しました。中世には一部の医師により、喘息や気管支炎、消化器のトラブル、心臓病、ペストにも処方されました。その後、鎮咳効果、殺菌効果、抗生物質効果が認められ、とりわけ結核治療に使われるように。オオグルマの中でももっとも効力があるのがその根で、「オオグルマのカンフル剤」と呼ばれるエッセンシャルオイルを含んでいます。煎じて飲めば、咳、気管支痙攣などの呼吸器のトラブルに効き、胆汁分泌を促して消化も助けます。軟膏として塗布すると、真菌性皮膚炎を抑えてくれます。現在でも獣医師は動物の湿疹に、最低2年物以上のオオグルマの根から抽出した粉末とラードで作った軟膏を用いています。

※ 生薬名は、土木香。健胃，去痰，利尿，駆虫作用があるとされています。ヨーロッパではかつては根をキャンディーやリキュールの風味づけに用いたり、ドイツではスープにして食べたそうです。

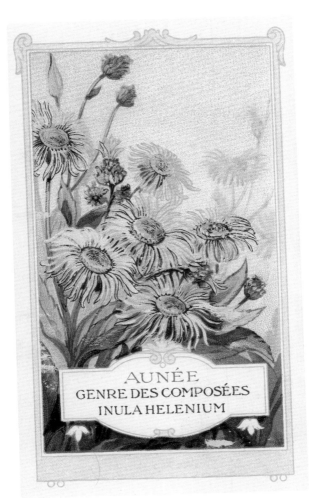

AUNÉE
GENRE DES COMPOSÉES
INULA HELENIUM

エンバク

Avena sativa

　中央アジア原産の穀物で、新石器時代に小麦や大麦とともにヨーロッパに広がり、栽培されるようになりました。古代ローマ人は、ゲルマン民族やガリア民族が健康で長寿なのはエンバクを食べているからだと信じていました。そうした評判にもかかわらず、長い間馬の餌程度の扱いでしたが、人間もエンバクを水や牛乳で煮て、おかゆのようにして食べてきました。薬用植物でもあり、中世には肝臓の膿瘍や痛風の治療に使われ、19世紀には強壮、気つけ、利尿の効果に注目が集まり、全粒エンバクとビネガーで作った湿布で腰痛やリューマチの痛みを緩和していました。現在では、エンバクの種子は栄養豊富なことで知られていて、神経を引き締め、バランスを整え、不眠症やストレスを和らげます。ビタミンBが豊富なオートミールが、筋トレに熱心な人や子どもや病み上がりの人の間で多く消費されているのもこのためです。コスメ方面では、エンバクミルクのクリームやオイルが乾燥肌やトラブル肌に効くとされています。

※ オーツ麦とも呼ばれ、日本では酪農のための飼料として育てるようになりました。寒さに強いので、飼料二毛作を行う時の代表的な冬作草種として人気です。

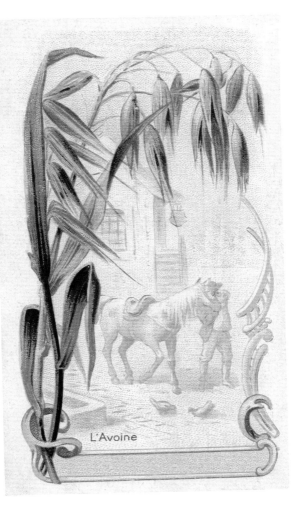

L'Avoine

ゴボウ

Arctium lappa

　夏になると、田園部で実のなったゴボウをよく見かけます。芽やつぼみを包む湾曲した小さな包葉のあるギザギザの頭状花序（花軸の先端が広がり、花が多数密生しているもの）が動物の毛や人間の服や髪にくっついて、子どもたちは大喜び。1941年にはこの形にヒントを得て、ベルクロと呼ばれる面ファスナーが発明されました。ゴボウはシベリア原産で、古くから効用が知られ、高い人気を保ってきました。生の根や葉を煎じたものは、潰瘍やリューマチや痛風、黄色ブドウ球菌による皮膚の炎症フルンケルに効きます。皮膚疾患全般に効用があるため「白癬の薬草」とも呼ばれ、昔の農村部では、蛇に噛まれたり蜂に刺されたりした時の解毒剤として使われたり、羊の気管支炎や犬の疥癬の治療にも用いられたりしました。また、セイヨウゴボウに似た長い根は冬の終わりに食べられていました。ぜひ家庭菜園で栽培したい植物ですが、ほかの植物を押しのけて広がるのが玉に瑕です。

※ 根は食用としておなじみのゴボウ。食物繊維が多いので便通改善や大腸がんの予防、イヌリンを含むので糖尿病にも有用とされます。乾燥させた種は牛蒡子もしくは悪実という生薬で、腫れ物、のどの痛み、むくみに煎じて使用。神経痛や関節痛には生の葉を湿布として貼ります。

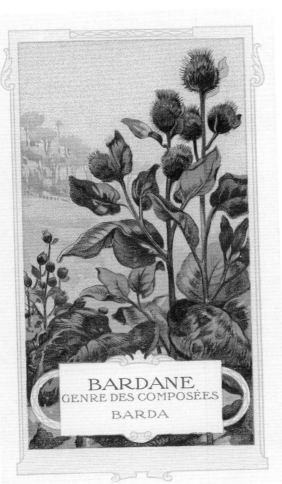

BARDANE
GENRE DES COMPOSÉES

BARDA

ヤグルマギク

Centaurea cyanus

　「ヤグルマギクが咲き乱れる広い休耕地に（中略）光がさんさんと差していた。光のために、休耕地はほんの少し青みがかった石灰色に見えた。光は花の産毛にまとわりついて、きらめいていた」とフランスの作家ジャン・ジオノはヤグルマギクに彩られた風景を美しく描き出しましたが、それも過去のもの。化学物質に押されて、田園でヤグルマギクの花を目にすることはめったになくなりました。ヒナゲシと同じく中東原産で、穀物栽培が普及するにつれ、徐々に西洋に達しました。穀物栽培地にはヤグルマギクが生息していることが多いのです。古代では薬効は認められず、ルネサンス期になってからようやく殺菌効果や抗炎症効果が知られるように。この花で作ったヤグルマギク水をガーゼで塗布すると、結膜炎、瞼の炎症、ものもらいなど目の病気に効果を発揮するため、「メガネいらず」とも呼ばれています。ヤグルマギク水の作り方は簡単。30グラムの新鮮な花を1リットルの水で5分間煮出せば出来上がりです。

※ もともとヨーロッパの麦畑に生えている雑草でしたが、園芸種として品種改良が進み、日本にも渡って育てられるようになりました。紫、白、ピンクなどのかわいらしい花が咲きます。

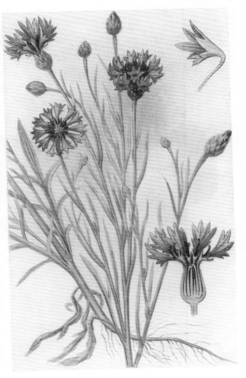

CENTAURÉE BLEUET

ビロードモウズイカ

Verbascum thapsus

　荒地でよく目にするこの丈夫な植物は、夏の盛りに綿毛がたくさん生えて、白みがかった厚みのある大きな葉を広げます。この葉は戸外での緊急トイレットペーパーの代わりにもなってくれます。ろうそくのようにまっすぐな茎には、黄色い花がぴんと立っています。昔は8月15日の聖母被昇天の祝日に、祝福用のハーブの束に使われていたことから「聖母のろうそく」とも呼ばれています。すでに古代ギリシャやローマでもこの植物の薬効が知られていました。タチアオイ、ゼニアオイ、フキタンポポ、スミレ、ヒナゲシ、エゾノチチコグサと並び、ビロードモウズイカにも咳を鎮める効果があります。いずれも痰を抑えて、緩和し、しゃがれた咳を鎮めて、感冒を和らげ、呼吸器や消化器の疾患を癒してくれることがわかっていて、安眠の助けにもなってくれます。葉も根も使われますが、薬として特に多用されるのが粘液を豊富に含む花です。粘液はべとべととした植物性物質で、軽度の炎症を鎮めてくれます。開花と同時に摘み取って、すぐに風通しのよいところで乾燥させます。チクチクする小さな綿毛がたくさんあるので、煎じて飲む場合には丁寧に濾しましょう。牛乳で葉を煮たものを湿布すれば、火傷やしもやけに効きます。

※ 咳を鎮める薬草として、日本ではよくキキョウの根やクロモジの根皮、シソの葉を煮出して使ってきました。

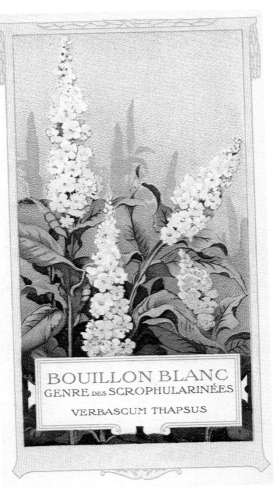

BOUILLON BLANC
GENRE DES SCROPHULARINÉES

VERBASCUM THAPSUS

ルリジサ

Borago officinalis

　4月になるとルリジサが繊細な花冠から顔を出し、小さな青い星型の花がミツバチを引き寄せます。人間の居住地近く、窒素が豊富な土地に育ち、厚みのある深緑の葉にはまっすぐに尖った綿毛が生えています。中東原産と考えられ、南仏を中心に生息しています。食用として栽培されていて、16世紀の有名な農学者オリヴィエ・ド・セールは、キュウリのようなくっきりとした味を称賛しました。現在では、星つきレストランでもルリジサの花が料理を美しく彩っています。料理だけなく、葉と茎には利尿効果、緩和効果、発汗効果、デトックス効果があり、湿布にすると、呼吸器の感染症や一部の腎臓の病気や痛風に効きます。種から抽出したオイルはコレステロールを下げ、アンチエイジングに働きます。

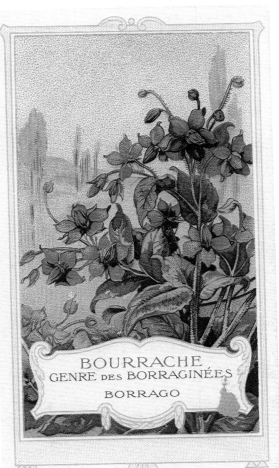

BOURRACHE
GENRE DES BORRAGINÉES

BORRAGO

エリカ・キネレア

Erica cinerea

エリカ・キネレア（*Erica cinerea*）とギョリュウモドキ（*Calluna vulgaris*）は同じツツジ科に属しており、その効能も非常に似ています。いずれも葉は硬くて小さく、花はピンク色か薄紫色で、無機塩の少ない酸性の土地に群生し、荒地の独特な植生を形成しています。ルネサンス期以降、石の病気すなわち胆石の治療に使われてきましたが、20世紀に入ってようやく、利尿効果や泌尿器の殺菌効果など、この植物の持つ真の力が注目されるようになりました。煎じて飲めば膀胱炎などの炎症に効きます。有効成分は特に花の先端に集中し、初夏にはエリカ・キネレアの、晩夏にはギョリュウモドキの花の先端が摘まれます。クマコケモモ（*Arctostaphylos uva-ursi*）も同じ科に属していますが、収斂性が非常に強い分、泌尿器や腎臓の病気に一段と高い効果を発揮します。

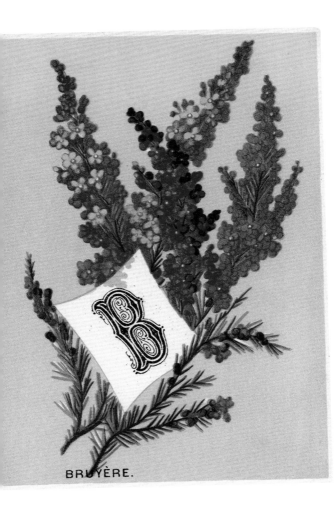

BRUYÈRE.

ローマンカモミール

Chamaemelum nobile

　ローマンカモミールとは呼ばれていますが、古代ローマ人には知られていませんでした。フランス西部、大西洋沿岸の砂地に多く生息する植物で、同じキク科のジャーマンカモミールやカミツレモドキ、パイナップルウィード、コウヤカミツレととても似ていてたびたび混同されますが、どれもほぼ同様の効能を備えています。ローマンカモミールは多年草で、茎が傾いていて、葉には軽く切り込みがあり、ふくらみのある頭状花序（花軸の先端が広がり、花が多数密生しているもの）は中央が黄色く、周りが白。初夏の晴天の日にこの花を摘むのです。心地よい香りで、やや苦みのある味わい。16世紀まではあまり普及していませんでしたが、効用が知られるようになると、様々な品種が庭栽培されるようになります。花を乾燥させて煎じたものは食欲を増進させ、消化を促し、腸にたまったガスを逃がし、頭痛や喉の痛みを鎮めます。カモミールウオーターの湿布は、結膜炎や指の皮膚内部の感染症である蜂巣炎を和らげ、傷の癒合を促します。コスメとしては、カモミールシャンプーを使うと髪の輝きが増すと言われています。

※ 日本でも庭先でカモミールを見かけるようになりました。ローマンカモミールは苦味が強いため、ハーブティーとして親しまれているものは、苦味が弱くて甘みのあるジャーマンカモミールが多いです。

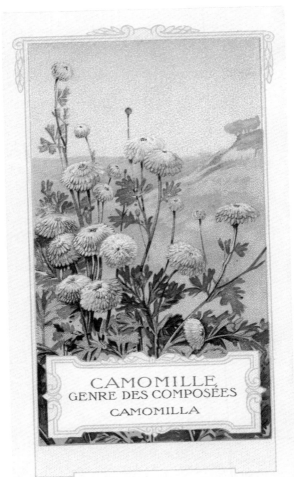

CAMOMILLE,
GENRE DES COMPOSÉES

CAMOMILLA

アサ

Cannabis sativa

　アサあるいはヘンプは1年草で、1.5メートルの高さに達するものもあります。葉は指の形をしていて、花はとても小さく、イラクサの花に似ています。いくつもの品種がありますが、多くの国で麻薬に分類され、消費が禁止されています。繊維が丈夫なため昔から栽培されており、ロープ製造に用いられたり、粗い織の服やシーツにされて母から娘へと受け継がれたり、品種によっては、プロテインを豊富に含んだ種子のかすが家畜の飼料にされています。昔から花の先端から食用油が抽出されていて、現在では商品化されています。また樹脂を豊富に含む品種もあり、麻酔・麻痺作用があります。これを服用すると酔払ったようになり、愉快な気持ちになりますが、その後深い眠りにつき、幻覚を見ることも。しかし薬効もあり、特に神経痛やリューマチの痛みを和らげるのに使われます。アサの実はよく食べられていて、コレステロールを下げるのに有効です。

※ アサの栽培は、日本では現在禁止されていますが、古くは布を作るのに活用されていきました。種は麻子仁と呼ばれる生薬で、老人、子ども、妊産婦、体力の消耗した人にも使える緩下剤です。

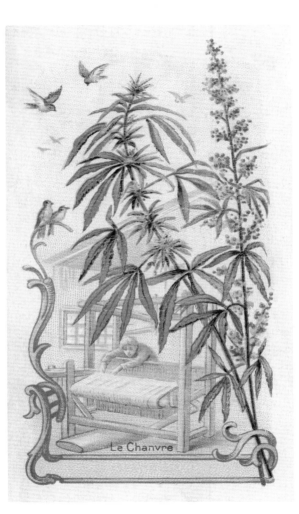

Le Chanvre

クサノオウ

Chelidonium majus

　赤いヒナゲシの近縁種ですが、花が黄色いのですぐにそれと見分けがつきます。空地によく見られる植物で、ツバメが到来する頃に開花します。そもそも、学名の「チェリドニウム」もツバメを指すギリシャ語「チェリドン」からきています。嫌なにおいがすることから、「雄ヤギの草」と少々興ざめな名前でも呼ばれています。古代ギリシャやローマでは広く分布していてよく知られ、様々な効能があるとされ、民間療法で使われました。「大きな光」とも呼ばれていたのは、長い間、目の病気に効くと信じられていたため。茎から抽出した黄色い汁は、黄疸や肝臓の病気を治すとされていました。こうした数々の薬効で科学的に証明されたものはありませんが、現在でもおばあちゃんの知恵的薬としてよく用いられます。外用すれば頑固なイボを取り除くとか。この植物には、とりわけ地中部分に強力なアルカロイドが含まれているので、内服する場合には特に注意が必要です。かならずしっかり乾燥させて、決められた量を超えないように気をつけねばなりません。

※ 黄色い液汁は猛毒のアルカロイドが含まれるので、日本では絶対に口にしないように注意喚起されています。ただ、その液を直接、もしくはリカーに漬けて虫刺されや打ち身などの患部に塗ると効果があるとされています。生薬名は白屈菜。

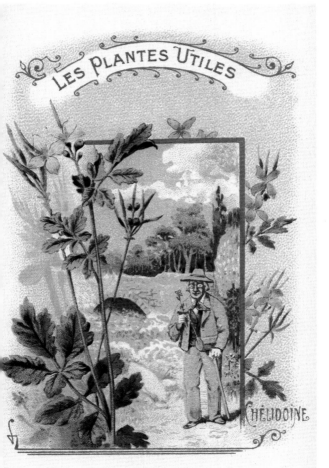

LES PLANTES UTILES

CHÉLIDOINE

シバムギ

Elytrigia repens

———

　茎はまっすぐで、小穂は平らで背が高いのですが（最高1メートル）、何といっても個性的なのは這うような根茎。あちこちへ伸び大量繁殖するので、「葡萄植物」とも呼ばれています。毀誉褒貶が激しく、農家や庭園では駆除の難しい雑草の扱いですが、効果の高い薬草としても評価されています。シバムギのハーブティーには利尿効果、デトックス効果、殺菌効果、緩和効果、発汗効果があるとされ、古代の2大博物学者であるギリシャのディオスコリデスとローマの大プリニウスにも認められました。根茎には炭水化物、リン脂質、ビタミンA、Bが豊富に含まれています。農民たちは飢饉に見舞われると根茎を粉にしてパンを作っていましたが、大した栄養源にはなりませんでした。またコーヒーの代用品として飲まれたり、砂糖やビールの代わりとして消費されたりすることも。シバムギはフランス語で「Chiendent（犬の歯）」。犬は本能的に下剤としてこの植物を食べるので、「犬のレタス」とも呼ばれています。

※ シバムギは明治時代初期に日本に導入されて全国に分布し、現在では繁殖力が強すぎるため、侵入植物の要注意外来生物に指定されています。

———

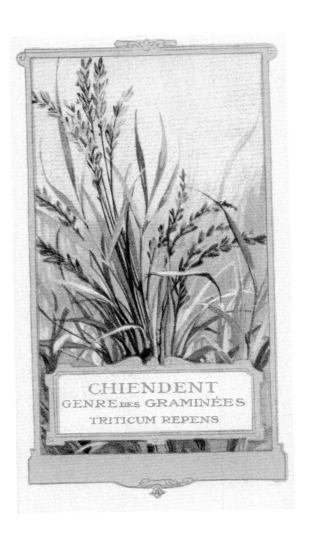

CHIENDENT
GENRE DES GRAMINÉES
TRITICUM REPENS

ジギタリス

Digitalis purpurea

　ジギタリスの大きな特徴はその花冠。洋紅色で一様に同じ方向に垂れていて、手袋の指のような形をしています。そのため「聖母の指」とか「聖処女の指」とも呼ばれています。春になると同類種とともに群生して、陽光と日陰が入り混じる場所や砂地の斜面、森の境界などに美しい花のカーペットが広がります。けれどもこの花は美しいだけではなく、毒も含んでいます。葉に含まれる危険な分子ヘテロシドは、死を引き起こすことも。ジギタリスには、心臓の収縮力を高める強心作用もあります。ジギタリスを使った薬は心臓機能を調節しますが、医師による処方箋が必要です。18世紀末のイギリスの医師ウィリアム・ウィザリングはジギタリスの葉に含まれるジギタリンを発見し、この植物が心疾患に効くことを初めて明らかにしました。その後、研究者たちがこの分子の調整法を模索し、有効薬を開発したのです。

※ 立派な花をつけるジギタリスは、オオバコの仲間。日本では道草のオオバコも、立派な薬草です（120ページ参照）。

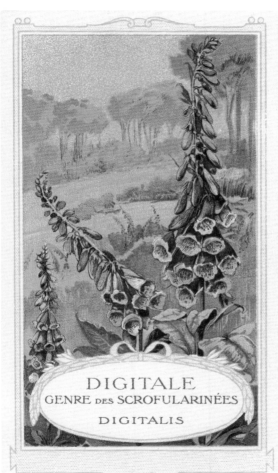

DIGITALE
GENRE DES SCROFULARINÉES

DIGITALIS

セイヨウメギ

Berberis vulgaris

　尖った棘のある灌木で、庭の柵に多用されます。晩春に小さな黄色い花が房状に咲き、秋になると丸い果実がなります。実の色は品種によって、黄色ないしは赤。昔の女性たちはセイヨウメギの柔らかい木材を磨いて、寄木細工の一技法であるマルケトリ技法を用いてオブジェを作り、樹皮を煮出して、強壮剤や消化薬として飲んでいました。実には酸味があって爽やかで甘く、ゼリーやジャム、ビタミンCが豊富な発酵飲料作りに使われたり、ケイパーのように食されたりしていました。黄色い根や赤い実から抽出された染料は、布の染色に。しかし農民たちはこの木がさび病を媒介するのではないかと、とても警戒していました。さび病は真菌類によって引き起こされる病気で、あっという間に農作物全体をだめにしてしまうことも珍しくありません。科学は彼らの警戒心が正しかったことを証明し、現在では実を除くセイヨウメギ全体に毒性があることがわかっています。ベルベリンという名の強烈なアルカロイドです。しかし、医師の厳格な管理のもとで処方された煎じ薬には、消化不良を和らげ、疲れた消化器を刺激する働きがあります。

※ 日本のメギ（*Berberis thunbergii*）は棘があるので「コトリトマラズ」という別名が。木部を乾燥させたものは小蘗（しょうばく）という生薬で、目の充血、結膜炎、歯痛、健胃などの薬効があります。最近は希少で、秋田県や新潟県などでは絶滅危惧種に分類されています。

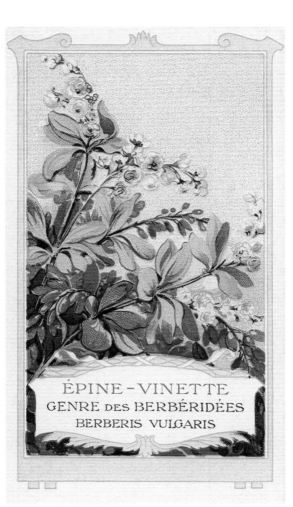

ÉPINE – VINETTE

GENRE DES BERBÉRIDÉES

BERBERIS VULGARIS

ユーカリ〜ユーカリノキ

Eucalyptus globulus

18世紀、フランスから出港したラペルーズ伯爵の探検隊が行方不明になり、ブリュニー・ダントルカストーの派遣隊が太平洋に捜索に向かいました。1792年にタスマニアでユーカリを発見したのは、このダントルカストーの一団です。ユーカリは大きな木で、最大50メートルにも達し、幹の樹皮を剥がすことができ、葉は厚く皮のような固さ。若い葉は青みがかっていますが、年を経た葉は濃い緑色です。現在では世界中に生息し、特に地中海地方に多く見られます。木材やエッセンシャルオイルとして利用されていますが、環境面では少々問題が。葉が分解しないので、落ち葉は乾燥したまま全く腐植せず、土地が不毛になってしまうのです。また燃えやすく火事のリスクの高い木でもあります。年老いた小枝に生える葉には有効成分ユーカリプトルが含まれていて、これを乾燥させて使います。座薬や錠剤や煎じ薬やシロップにされ、喘息や気管支炎に効き、咳を抑えます。ユーカリの木を炭にしたものは、腸の毒素を吸収し、あらゆる中毒に効きます。

※ 日本では観葉植物として流通しており、生花やドライフラワーとしても愛されています。

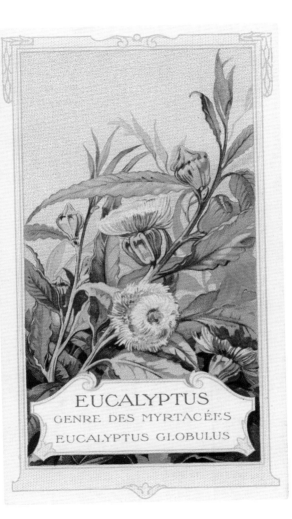

EUCALYPTUS

GENRE DES MYRTACÉES

EUCALYPTUS GLOBULUS

ウイキョウ

Foeniculum vulgare

地中海盆地原産の植物で、インドや中国へと分布しました。フランスでは中世の時代から修道院の庭園で栽培されており、現在では香草や食用植物として育てられ、魚料理などに香りを添えています。自然界にも自生していて、暑い夏の日、日当たりのよい乾燥した斜面を歩いていると、ウイキョウの放つアニスのような香りが漂ってくることがあります。溝の入った長い茎、細長い葉、ごく小さな黄色い花からなる大きな傘形が特徴で、かつては鬱病を含む体や心の病気全体に効くと信じられていました。4大温種子の一つで、食欲を増進させ、腸内のガスを逃がすとも考えられていました。また、セリ、アスパラガス、パセリ、ナギイカダとともに5大根としてシロップにされ、利尿剤としても飲まれていました。現代科学では、ウイキョウには特に消化作用、去痰作用、癒合（ゆごう）促進効果があることが確認されています。ウイキョウの蜜は風邪に効くとされ、しつこい結膜炎には種（果実）を煎じた液で目を洗うとよいそうです。

※ 香りのよいセリ科のウイキョウの果実は、小茴香（しょうういきょう）という身体を温める生薬です。鎮痛薬として漢方薬の原料となり、健胃、痰を除くなどの薬効があるとされます。

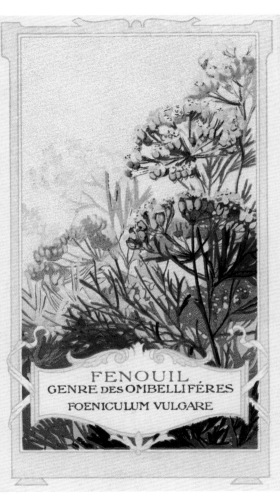

FENOUIL
GENRE DES OMBELLIFÉRES

FOENICULUM VULGARE

セイヨウネズ

Juniperus communis

　棘がたくさん生えた密度の高い小ぶりな針葉樹で、石灰質の斜面や酸性の荒地、湿原に生息しています。セイヨウネズは陽光さえあれば成長するのです。1960年代には、ヤギや羊の自由放牧地に群生しており、尖った小枝は動物たちから敬遠されていました。現在では放牧の習慣自体が減少しているため、セイヨウネズも少なくなり、昔ながらの利用方法もすたれてきています。新石器時代の人々は、香り豊かなこの植物の枝を燃やした灰で肉をスモークしていて、もっと後の時代になると、農民たちが丸みのある実を使って、ザワークラウトの調味料にしたり、食後酒であるジンを作ったりしました。さらに時代が下ると科学の発達により、実に利尿効果、強壮効果、去痰効果があることがわかりました。また食欲を増進させ、消化を助ける働きもします。ただし、妊婦や腎臓の感染症・炎症がある人は、この植物を煎じたものを飲まないようにと明言されています。セイヨウネズのエッセンスは関節症やリューマチの痛みを和らげるので、マッサージにお勧めです。

※ 実はジュニパーベリーとして知られており、ジンの香りづけに欠かせません。ペストが大流行した時代、ヨーロッパの医師はジュニパーベリーの蒸留酒を薬として使いました。日本のネズ（*Juniperus rigida*）は東北以南の丘陵に生え、熟した果実を乾燥させた生薬、杜松実（としょうじつ）を利尿薬、尿道疾患薬として利用します。

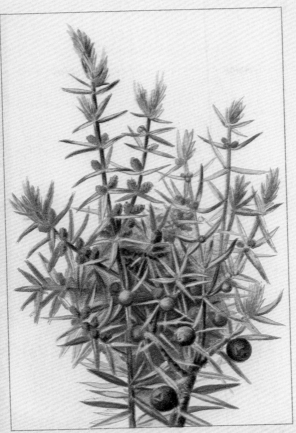

GENÉVRIER

ゲンチアナ

Gentiana lutea

　ヨーロッパや中近東の山々に生息する植物で、しっかりとした茎に沿って黄色い花が咲きます。厳しい冬、短い春、日差しの強い夏に強く、古代から知られていました。古代ギリシャ人やローマ人はこの植物のたくさんの効能を認めていて、蛇に噛まれた時の解毒剤、ペストや肝臓疾患の特効薬として用いました。キナノキが17世紀半ばに発見されるまでは、解熱剤としても使われていましたが、現在は主に根に含まれる薬効ゆえに乱獲されて、姿を消しつつあります。内服すると血行を促進し、胆嚢の機能低下に有効とされています。また食欲増進や消化促進効果も。山岳地方（オーヴェルニュ、ジュラ、サヴォワ）のリキュールやアルコールの多くにゲンチアナが使われているのには、こうした理由があるのです。

※ 日本では北海道で薬草として多少栽培されています。伝統的な漢方
　薬の素材としては使いませんが、根や根茎を少し発酵して乾燥させた
　生薬と西洋薬を組み合わせて食欲不振、消化不良の薬として配合され
　ます。

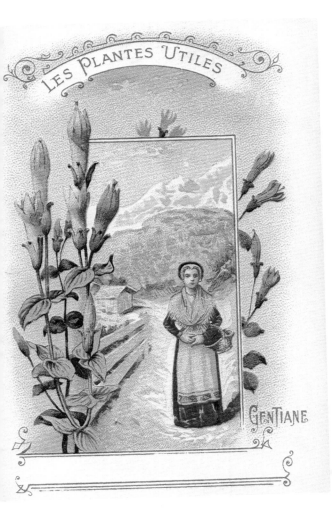

LES PLANTES UTILES

GENTIANE

ヒメフウロ

Geranium robertianum

　日陰になった道や森の境界で頻繁に目にする植物です。学名に含まれる「robert」という語は人名「ロバート」を指すのではなく、ラテン語で赤を意味する「ruber」からきています。確かに茎を見てみると、赤くなっています。葉には精油が含まれているため、指でこするとやや強いにおいがします。花は赤みを帯びながらもピンク色に近く、実は鶴のくちばしに似ていることから、フランスでは「鶴のくちばし」とも。この植物に止血作用があることを発見したのは、8世紀のザルツブルク司教と伝えられています。腎結石や乳房の炎症や口内炎に効くとも言われていましたが、現在では外用のみが効果ありとされています。ヒメフウロのローションは結膜炎を、うがい薬は歯肉炎や口内炎を、湿布は皮膚炎を和らげます。

※ 四国の剣山や岐阜、滋賀県の伊吹山などで在来種が確認されていますが絶滅危惧種に登録されており、採取は禁止。昔から「医者泣かせの秘薬」と呼ばれました。下痢止めや肝臓機能をサポートする薬草で、最近の研究では光による肌のダメージ抑制作用が発見されました。

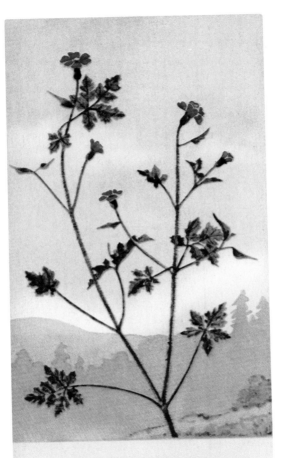

HERBE A ROBERT
Geranium Robertianum

ショウガ

Zingiber officinale

　多年生の草本植物で、葉は剣の形をしています。アジア（中国あるいはインド）原産で、高温多湿環境を好みます。「ジンジャー」の名はサンスクリット語で「鹿の角の形」を意味する「shringavera」からきていて、ショウガの根茎を指しています。1世紀、ギリシャの医師で植物学者でもあったディオスコリデスは、胃の病気にショウガを勧めています。中世になると、マルコ・ポーロが中国へ旅した際にこの植物についての記述を残しました。アラビア人やペルシャ人は早い頃から、シルクロードの商隊やアラビア海沿岸の貿易船からショウガを仕入れていました。同時代、十字軍参加者たちもこの植物を高く評価し、ヨーロッパに持ち込んだところ、あまりに高価なコショウの代用スパイスとして使われるように。イギリスやアメリカやオーストラリアでは、現在でもショウガの香りを生かした使い方をしており、ジンジャーブレッドなどのお菓子にも使われています。そのほかの国の料理を見ても、インドのマサラや日本の寿司、カナダのジンジャーエールなどが挙げられます。16世紀には新世界にまで広がり、栽培が始まりました。時代や国を問わずもっとも重宝されるのが根茎で、スパイシーで辛みがあり、腸内のガスを抜き、吐き気や嘔吐を和らげ、消化を促します。

※ 身体を温める食材としておなじみで、生薬として漢方薬にもたくさん使われています。生は生姜と呼ばれて胃を整える薬効がありますが、温める作用はわずか。蒸して乾燥させた乾姜は温める作用が強く、冷えや下痢、嘔吐に用います。

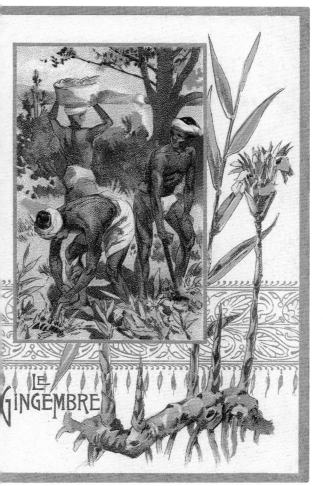

LE GINGEMBRE

ウスベニタチアオイ

Althaea officinalis

　大柄な多年生植物で、5枚の花弁からなる薄いピンク色の可愛らしい花を咲かせます。葉はビロードのようでふんわりとした触感。肥沃で湿度の高い草原に生え、特に沿岸地方に多く生息しています。アジアの草原地帯（ステップ）原産で、徐々に西側に進出したと言われています。1世紀にはギリシャの医師ディオスコリデスが、この植物にはあらゆる効用ありとしていて、中には出産も助けるなど意外な項目も。中世には片頭痛用の薬草として、修道院の薬草園や農家で栽培されていました。現在ではウスベニタチアオイ全体、特に根の部分に無機塩やビタミンCが含まれていることがわかっています。粘液も豊富で、咳を鎮め、症状を緩和します。自然の柔軟剤でもあり、煎じたものを肌にスプレーするとしっとりとします。お茶として飲むと、喉の痛みや乾いた咳や様々な炎症に効くとか。昔の人は歯が生え始めて痛がる乳児に少量の根を与え、噛ませていました。これは歯茎の炎症にも効果があります。

※ 英名はマシュマロウ。園芸種が日本でも出回っています。お菓子のマシュマロの伝統的な作り方では、原料にウスベニタチアオイの根のでんぷんを使用していました。

LES PLANTES UTILES

GUIMAUVE.

ホップ

Humulus lupulus

———————————

　小川沿いの生け垣や、涼しくて湿度の高い森などでよく見かけるつる性植物です。雌花を備えており、ヘーゼルナッツのような円錐形で、房状に垂れさがっています。茎は5〜6メートルほどで、支えとなる灌木に巻きついています。温暖な高湿地域で栽培されており、11世紀頃にはホップの花がビール製造に用いられるようになりました。誰もが知るビールの苦みはホップからきています。長い間、多くの薬効ありとされてきましたが、現在では疑わしいものも。12世紀には憂鬱な気分に効くと言われていましたが、これは怪しそうです。けれども生理痛や、閉経後の様々な婦人病に効果があるとされ、エストロゲン作用があるとも。男性においては、性欲を減退させることが確認されており、特にビールを飲みすぎるとさらに減退します。胃を元気にして、不安を和らげることは確かで、不眠症に悩む人にもお勧めです。ホップを使った不眠症対策は2つ。毬花を詰めた枕を使う、寝る前に煎じたものを飲む、です。

※ ビール作りのため、岩手県遠野市などでホップが栽培されています。

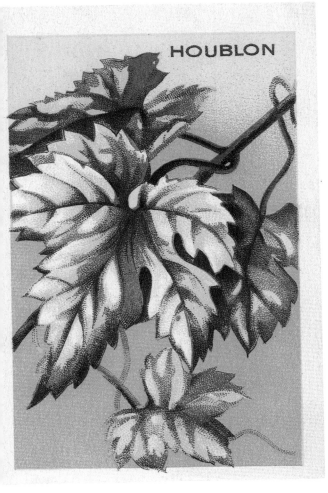

HOUBLON

ゲッケイジュ

Laurus nobilis

　おそらく小アジア原産で、葉は硬く、小さなオリーブのような実のなる常緑樹です。「高貴なローリエ」「アポロンのローリエ」「ハムのローリエ」と様々な呼び名がありますが、いずれも歴史におけるこの植物の使い方や重要性を表しています。古代ギリシャ人はゲッケイジュと神話の神アポロンを結びつけましたが、現在は主に香りづけに利用されています。古代においては勝者の栄誉をたたえ、栄光の象徴として月桂冠が授けられ、軍を率いる権威のシンボルとして、ローマ皇帝の象徴的な持ち物（アトリビュート）となりました。また雷を退けたり、空気や水を浄化したり、邪悪な力を遠ざけたりする力があるとも信じられていました。中世にはあらゆる病気を治す万能薬とされ、脾臓閉塞や狭心症にも効くという怪しげな説まで。現在ではもっぱらブーケガルニに欠かせない、料理用植物として用いられていますが、現実に薬効があることも忘れてはなりません。煎じたものは食欲を増進し、気管支炎の痰を切り、消化を助けますし、軟膏やオイルとして使うと、リューマチや首の痛みを和らげます。

※ 葉は月桂葉として神経痛やリウマチに、果実は月桂実として健胃を目的に利用されます。

LE LAURIER SAUCE

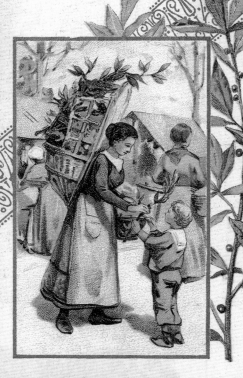

ラベンダー 〜 コモン・ラベンダー

Lavandula officinalis

　　誰もが知るラベンダー。プロヴァンスの陽光豊かな石ころだらけの丘で成長し、そのしみこむような香りは人をうっとりとさせます。地中海西部、乾燥した石灰質の斜面、標高400-1800メートルに自生していましたが、現在では集中栽培されています。けれどもそれらは野生ラベンダー（*Lavandula vera*）とスパイクラベンダー（*Lavandula spica*）の交配種で、繁殖力のないラヴァンダンという種です。古代ローマ人たちが、ラベンダーで湯に香りをつけて入浴していたことから、ラテン語で「水で洗う」を意味する「ラヴァーレ」にちなみ、ラベンダーの名がつきました。ラベンダーの使い方は実に多様で、サシェにしてタンスの中に入れておけば、シラミが逃げていき、衣服を食害するイガ類や寄生虫を寄せつけず、生地類を芳香で包みます。ラベンダーを煎じたものは食欲を増進させ、消化の助けに。また鎮痛効果があり、片頭痛を和らげてくれます。枕にサシェを入れたり、こめかみを精油でマッサージしたりしても同じ効果が得られます。外用としてはアルコールやオイルと混ぜて塗ると、怪我を癒合し、気管支炎や痛風、虫刺され、火傷、リューマチの痛みを和らげます。また気分を高め、ストレスも軽減してくれます。

※ 江戸時代の文献にラベンダーの精油「ラーヘンデル油」の名前があり、精油を輸入していたとされます。昭和に入り、北海道の富良野で栽培と精油の製造が盛んでしたが、現在のラベンダー畑の多くは観光目的です。

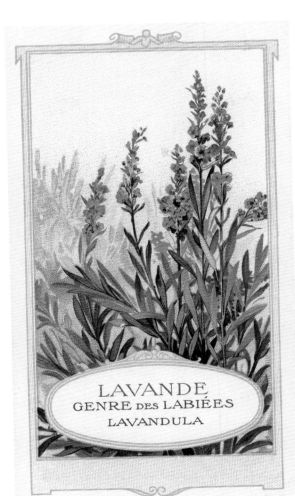

LAVANDE
GENRE DES LABIÉES
LAVANDULA

カキドオシ

Glechoma hederacea

　フランス語では「つる性キヅタ」と呼ばれますが、蔦ではありません。地面を這ってはいますが、壁にしがみつくように伸びる蔦とは似ても似つかないからです。日陰に育ち、もう誰も手入れをしなくなった庭や、生け垣や果樹園に多く生息しています。小ぶりで控えめな多年生植物で、春になると葉も生えないうちから、愛らしいブルーの華奢な花冠が姿を現します。茎が這い、小ぶりな葉は丸くて切り込みが入っており、赤っぽいこともあります。香りが強く、嫌なにおいと言われることも。魔力を持つとされ、中世から民間薬に用いられると同時に、消化を促し、黄疸や腸の寄生虫の治療にも使われてきました。また化膿した傷を癒合するとか、精神錯乱を治すとまで言われていましたが、現在特に知られているのは鎮咳効果です。煎じて飲めば、気管支炎からくる咳や気管支肺炎や喘息や痰が極度にからむ肺炎に効きます。湿布にすると、痔にも効果的です。

※ 日本でも馴染み深い薬草で、連銭草という生薬名があります。全草を乾燥させたものを糖尿病や腎臓病や、子どもの虚弱体質や赤ちゃんの痱の虫対策に服用しました。濃く煮出したものを肌の湿疹などに塗ることも。爽やかな香りで、生で食用にしてもおいしいです。

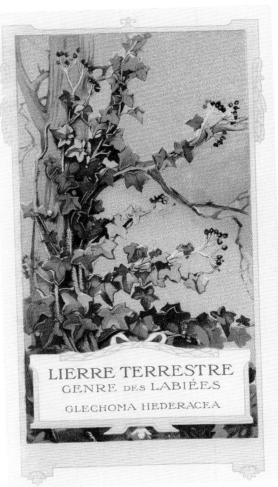

LIERRE TERRESTRE
GENRE DES LABIÉES

GLECHOMA HEDERACEA

アマ

Linum usitatissimum

　その昔、アマはかならずと言っていいほどアサや果樹とともに田園部の庭に植えられていました。とても重宝されていたのには、もちろん理由があります。アマの繊維が生地となり、服やふきんやシーツが作られていたのです。キャンバスにすれば固く丈夫な上に、油は独特のツヤをもたらすので画家にも重宝されていました。アマの種には薬効があり、つぶしてカラシナの粉と混ぜたものを温湿布すると、呼吸器、消化器や関節の炎症を和らげます。しかも便秘にも効果抜群なので、現在では、新鮮なアマオイルは便通を促す緩下剤として用いられています。

※ アマ（亜麻）は、中国では根を乾燥させて慢性肝炎、頭痛、睾丸炎、腰や下腹の内臓の痛みを治す目的で用います。種をつぶしたものを皮膚のかゆみや、抜け毛の気になる部分に貼る地域もあります。1950年頃から麻の代わりに繊維となる植物として、日本でも注目されましたが、現在は食用（種から亜麻仁油を搾る）として北海道などで栽培されています。

LES PLANTES UTILES

LE LIN

トウモロコシ

Zea mays

　アメリカ原産の植物で、スペイン人により1520年にヨーロッパに持ち込まれました。その後少しずつ旧大陸に普及し、「スペイン麦」「インド麦」「トルコ麦」など様々な呼び名がつけられ、フランス南東部、東部での長期的栽培が始まると、「フランス麦」とも呼ばれるように。あっという間に食用として重宝されるようになり、平たいパンやおかゆとして家庭で食され、飢饉の時には飢えをしのぐ助けとなりました。けれどもトウモロコシばかりを食べていた農民は「しみる皮膚病」と呼ばれるペラグラにかかってしまいました。皮膚疾患の一つで、最悪の場合、精神錯乱に至ります。現在、トウモロコシは滋養あふれる植物であることが証明されており、グルテンを含まないため、小麦粉の代用品としても人気です。腸の粘膜を保護し、貧血からの回復を促す一方、飽和脂肪酸が豊富で、トウモロコシ油はコレステロールを下げる働きをします。植物学的に言えば、トウモロコシのひげは雌しべ先端の柱頭で、ここにも薬効があります。利尿効果とデトックス効果が非常に高いので、足のむくみや痛風や関節炎の痛みを和らげてくれるのです。

※ 米、小麦と並んで世界3大穀物であるトウモロコシは、16世紀にポルトガル人が日本へ持ち込んだとされます。ひげを乾燥させた南蛮毛と呼ばれる生薬は、煎じ薬としてむくみや急性腎炎、胆石に使われます。妊婦のむくみにも最適のお茶となります。

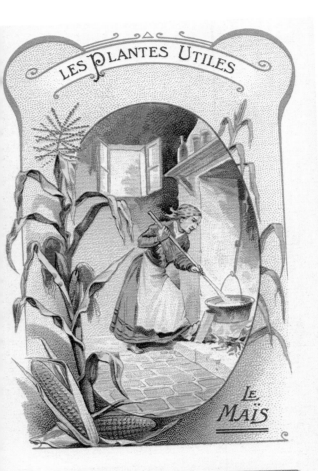

LES PLANTES UTILES

LE MAÏS

ホアハウンド

Marrubium vulgare

　南仏によく見られる植物で、建物の瓦礫や日当たりのよい斜面や庭の端に生えています。小ぶりですが様々な効用があり、フランスでは「いい人（ボンノム）」というあだ名で親しまれています。古代においては、呼吸器の様々な疾患に用いられ、ギリシャの医師ディオスコリデスは、「胸苦しさを取り除く」と述べています。中世に薬草を販売していた修道士たちや後世の医師たちも、数世紀にわたり同様の効用やその他の働きを認めており、特に肝臓疾患や黄疸、寄生虫、乳房のうっ血に効くとされてきました。現在ではその効用が明らかになり、ほとんどが科学的に証明されています。特に痰を切って咳を和らげ、粘膜の分泌をスムーズにして排出する働きです。また消化を促すので、食欲がない人にもお勧めです。新鮮な花の先端は良質なハーブティーになります。蜂蜜を加えて甘くして飲みましょう。

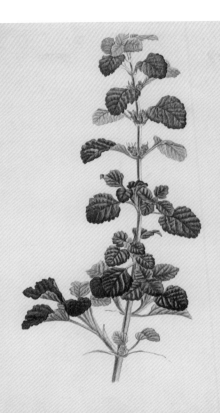

MARRUBIUM VULGARE. MARRUBE COMMUN.

ウスベニアオイ

Malva sylvestris

夏、生け垣や小道の端や荒れ地や伐採地には、ウスベニアオイがいっぱい。愛らしい薄紫の花には濃い紫の脈模様が通り、いつも太陽に向かって咲いています。古代ギリシャ人やローマ人はこの花を愛し、死者が平穏と永遠の安らぎを得られるようにと、お墓の近くに植えました。また野菜としても食され、かのローマの文筆家キケロはウスベニアオイの煮込みが大好物だったとか。ただし、食べるたびにこの植物の緩下作用に苦しめられたそうです。当時は炎症をはじめとする病気の治療のために、ハーブティーや煎じ薬、湿布薬としても用いられました。こうして古代人に愛されたウスベニアオイの人気は時代が下っても不動で、16世紀の農学者オリヴィエ・ド・セールは「歯の治療に効果てきめん」と述べています。子どもも大人も、便秘の時にはウスベニアオイを服用し、朝にウスベニアオイのハーブティーを1杯飲むだけで、心穏やかに1日を過ごせ、病気になりにくくなるとか。現在では、痛みを和らげる粘液を豊富に含んでいることがわかっています。実際、咳止めとしても有効で、内服すると鎮痛作用や緩下作用があります。うがい薬、煎じ薬、湿布にすれば、皮膚や口内疾患に効果を発揮します。

※ 日本でもブルーマロウという名で売られており、美しい青いハーブティーができます。レモン果汁など酸性のものを加えるとピンク色に変わる特性があります。

LES PLANTES UTILES

MAUVE

レモンバーム

Melissa officinalis

　東洋原産のレモンバームは、現在ではヨーロッパの庭でもおなじみです。しわのある葉からはレモンやゼラニウムのようなとてもよい香りが漂い、ミツバチは香り高い花蜜に引き寄せられます。古代ギリシャのディオスコリデスやローマの大プリニウスもこの植物を知ってはいましたが、特に重宝したのが10世紀のアラビア人で、不眠症や不安を解消し、嬉しい気分をもたらし、不安からくる動悸を鎮めてくれる強壮剤として用いました。11世紀のペルシャの高名な医師イブン・スィーナーは、レモンバームは「心を陽気にし、活力を与える」と述べていますし、17世紀のパリの修道士たちもレモンバームを用いて、かの有名なカルメル水を作っていました。これは強心剤で、生のレモンバームとアルコール、白ワインを混ぜて蒸留し、スパイスで香りづけしますが、その調合は秘密とされています。長年女性たちは消化薬として重宝し、現在では消化不良やガスがたまった時に、乾燥させた葉のハーブティーを飲みます。また、睡眠障害やストレス、鬱、不安にも効果ありとされていて、ヘルペスの治療には湿布薬としても用いられます。

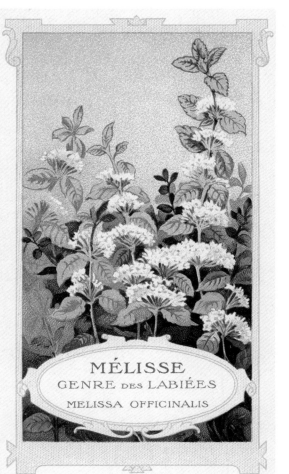

MÉLISSE

GENRE DES LABIÉES

MELISSA OFFICINALIS

ミント〜ペニーロイヤルミント、ペパーミント、スペアミント

Mentha pulegium, M. piperita & M. viridis

ミントとその独特な香りを知らぬ人はいません。識別が難しい種が数多く存在しますが、ペニーロイヤルミントの効用はずいぶんと昔から知られていました。すでに紀元前5世紀には、古代ギリシャの高名な医師ヒポクラテスにより催淫効果が認められていますし、彼の後継者たちも蛇に噛まれた時や倦怠感、咳、疝痛、吐き気、熱などに効果ありとしています。また生花を燃やせば、ノミを追い払うとも。このような殺虫作用から、ペニーロイヤルミントの学名には「ノミ」を意味するラテン語「プレギウム」が採用され、「ノミ払い」とも呼ばれています。現在では消化強壮剤として用いられていますが、しつこい風邪や口内疾患には吸入がお勧めです。ペパーミントやスペアミント（スペアミントはアメリカでよく使われる名称）にもほぼ同じ効用があります。新鮮な葉は香り高く、モーリシャスやモロッコではお茶に多用されます。ネズミはこのにおいが嫌いで寄りつきません。また化学反応により、牛乳の凝固を防ぎます。

※ 日本にも2000年以上前に中国から伝わったとされ、薄荷（はっか）という名で親しまれています。10世紀には平安貴族の食卓に山菜として登場。室町時代から、食欲を整え、眠気を覚ます薬草として使われています。

LES PLANTES UTILES

MENTHE

セイヨウオトギリ

Hypericum perforatum

　　道端でよく見かけるセイヨウオトギリは、「千の穴の薬草」とも呼ばれます。葉のあちこちに半透明のごく小さな腺が見えるからです。また「聖ヨハネの薬草」とも呼ばれ、聖ヨハネの祝日の6月24日、1日でもっとも気温の高い正午にセイヨウオトギリを摘む習慣がありました。すでに古代からその素晴らしい効果のほどが知られていて、悪魔を追い払うとか、家の中に秩序をもたらすなど、人々の想像力をかきたてていました。現在では太陽のように黄色い花の先端に収斂作用や消毒効果があることが科学的に証明されていて、火傷の癒合や日焼けや虫刺されに有効です。こうした治療には、生花を油に浸して作る赤いオイルを用います。ただし塗布後には肌を太陽にさらさないようにしましょう。セイヨウオトギリは光に敏感な物質ヒペリシンを含んでいて、太陽にあたると炎症を起こすことがあるのです。ドイツでは、不安や神経過敏や軽い鬱にセイヨウオトギリのハーブティーが勧められます。また安眠に効果的なこともわかっています。

※ 日本のオトギリソウ(*Hypericum erectum*)は、全草の乾燥を煮出してうがい薬にしたり、生薬を揉んで傷や虫刺されに貼ったりします。生理不順には煮出したものを飲み薬として使用します。

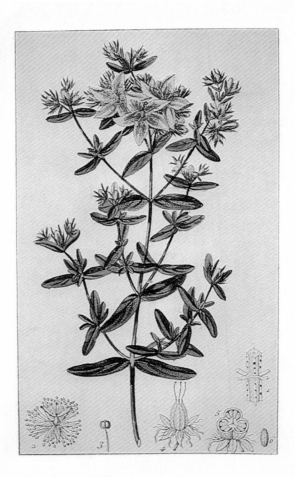

ズルカマラ

Solanum dulcamara

　細くしなやかなつる性植物で、水辺や灌木や明るい森で太陽に向かって咲いています。肥沃な土を好み、庭でもおなじみです。花は紫色で、中心は黄色い星型。秋になると、スグリのような赤い実をつけます。鳥の大好物なのですが、人間には毒性があり、下痢や神経系の重度障害を引き起こします。葉と黄色い茎を噛むと、まず甘い味がし、次に苦みが。フランス語の名称 Morelle douce-amère（モレル ドゥース・アメール）に「甘苦い」の語が含まれているのはこのためです。昔はマルチな用途に使われており、細い茎を編んでかごにしたり、実から緑や紫の染料を作ったり、小枝を慢性気管支炎の治療や解熱に使ったり（そのため「熱の薬草」とも呼ばれています）、柔らかい茎を皮膚疾患や虫刺されやリューマチに用いたりしていました。葉をラードと一緒に煮て湿布すると、悪性腫瘍もすぐに治るという説も。現在ではその毒性を考慮して医師による厳格な指導のもと、煎じ薬や湿布などの外用薬としてのみ、外傷や潰瘍の治療に用いられています。

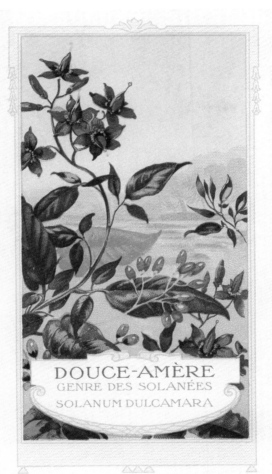

DOUCE-AMÈRE
GENRE DES SOLANÉES
SOLANUM DULCAMARA

クロガラシ

Brassica nigra

　蜜を分泌するありふれた1年生植物で、水辺のあちこちに咲いています。花は4枚の黄色い花弁からなり、葉はこくのある香味。黒くて極小の種子はスパイシーで、カラシ軟膏の材料となります。カラシ軟膏は一種の湿布で、カラシ粉とアマ粉を混ぜ合わせたものを温めて胸や背中に当てると、しつこい気管支炎やリューマチや関節炎の痛みが和らぎ、坐骨神経痛が抑えられます。ただし長期間使用すると、水疱ができる場合が。種子は消化薬でもあり、食欲を刺激します。シロガラシ（*Sinapis alba*）は白くボリュームがあり、マスタードの原材料となります。特徴はクロガラシに近いのですが、効果はやや劣ります。

※ カラシは芥子という生薬としても利用され、漢方では主にシロガラシやキガラシ（*Brassica juncea*）を使います。神経痛、肺炎、痰などの時に、患部付近の肌に貼りつけます。

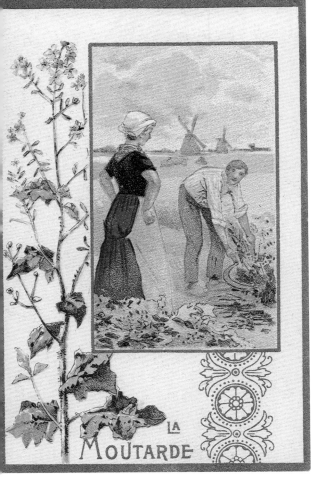

LA
MOUTARDE

ギンバイカ

Myrtus communis

　愛らしい植物で、5月から7月にかけていい香りの白い花が咲き、地中海一帯の日当たりのよい斜面を芳香で包みます。赤く小さな実は乾燥してくすんでおり、樹脂を思わせるうっとりとする香味。常緑植物で、硬い葉には半透明の腺が入っています。「天使の水」という素敵な呼び方をされていて、たっぷりとエッセンシャルオイルを含んでいます。この植物は太古から、快適さを求める人間と近い関係にありました。旧約聖書にも登場し、ペルシャにおいては聖なる植物、古代ギリシャやローマでは美と若さの象徴とされ、ヴィーナスにはギンバイカの花を添えた小枝がささげられていました。古代ギリシャやローマ、次いでアラビアの医師たちからは万能薬と頼られ、葉と実（コクのあるワインも作られていました）は女性の髪染めや咳止め、難しい骨折の治療、家禽類の料理の香りづけに使われていました。現在では消毒作用や収斂性が認められていて、ハーブティーを飲んだりうがいをしたりすると、呼吸器や泌尿器の疾患に効き、湿布にすると膿瘍や、黄色ブドウ球菌による皮膚の炎症フルンケルを楽にしてくれます。

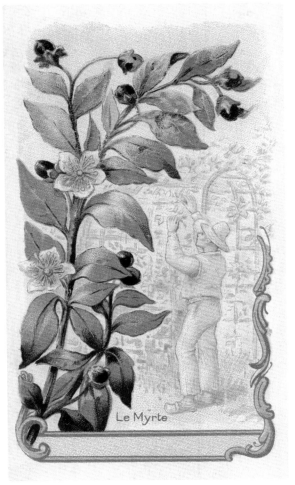

Le Myrte

オリーブ

Olea europaea

　栄養豊富なオリーブは地中海の香り。太陽で暖められた石や、楽しい夕べを連想させると同時に、小麦やアーモンド同様象徴的な木でもあり、キリスト教圏では平和、慈悲、聖霊を表します。エジプト、小アジア原産で、あちこちに生息していましたが、地中海全域、さらには大航海時代初期の入植者によりアメリカにまで広がりました。オリーブと言えばその実。ビタミンが豊富で食欲を増し、消化を助けます。オリーブとドライチーズは昔から羊飼いの定番の食事。また健康長寿をもたらす「クレタ島式ダイエット」にも欠かせない食材で、心筋梗塞を予防するとも言われています。オイルは緑色でねっとりとした食感。エキストラバージンでコールドプレスの一番搾り油がお勧めです。緩和作用があり、香りもよく、肌に栄養を届けて柔らかくし、火傷や日焼けの痛みを和らげてもくれます。血中の善玉コレステロールを増やす働きもあり、葉は熱や血圧を下げるので、熱が出た時や高血圧の人には煎じ薬がお勧めです。

※ オリーブオイルは動脈硬化防止になるとされ、便秘の時はさかずき1杯ほどを飲むと効果的と言われます。保湿効果があるので、肌に塗ってもよいでしょう。国内の有名産地は小豆島。ポルトガルのハーブ薬局では、葉をお茶用に販売していました。

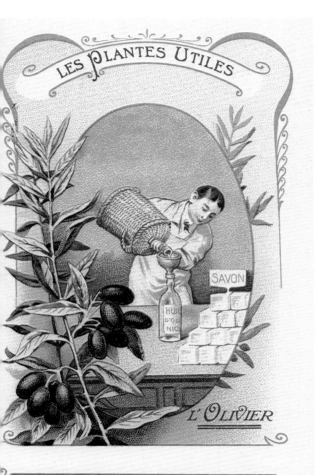

LES PLANTES UTILES

SAVON

HUILE
D'OLIVE
NICE

L'OLIVIER

オレンジ〜ニガダイダイ

Citrus vulgaris

　中国南部原産でインドに持ち込まれ、その後イランに広がって、「メディア王国（古代イランの王国）のリンゴ」と呼ばれました。古代ギリシャやローマで知られるようになったのは、比較的時代が下ってからです。ヨーロッパで初めて育てられたダイダイでもあり、11世紀にはアラビア人によりアンダルシアやシチリアに植えられました。その4世紀後にはポルトガル人がオレンジ（アマダイダイ）を栽培し、広げました。大航海時代になると新世界にも持ち込まれ、メキシコ、フロリダ、カリフォルニアで栽培されるように。ビター種のニガダイダイには有効成分が豊富に含まれており、葉や花を煎じたものには鎮静効果があり、安眠を誘い、神経や頭痛、消化不良や動悸を静めてくれます。皮には強壮効果があり、食欲を増進させ、消化を助けます。キュラソーやグランマニエやコワントローなどのリキュール製造に必須で、花を蒸留したものは鎮静効果のあるオレンジウォーターやケルン発祥のオー・デ・コロン「ケルン水」やハンガリー水（p134ハンガリー王妃の水参照）の原材料となります。オレンジにはビタミンCがたっぷりと含まれ、オレンジジュースとして飲まれるのが一般的。昔は壊血病の治療にも用いられ、強壮効果があることから、疲労や貧血に悩む人にお勧めです。

※ 同じミカン科の果実として、日本は温州みかん（*Citrus Unshiu*）があり、その皮を乾燥させたものが陳皮という生薬。健胃作用があり、下痢、嘔吐、咳や痰に用います。お風呂に入れると、身体が温まります。

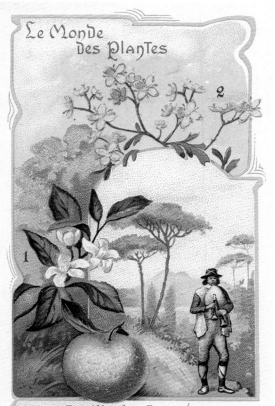

Le Monde des Plantes

Famille des Rutacées

1. ORANGER   2. RÜE FÉTIDE

オレガノ

Origanum vulgare

　暖かく日当たりのよい傾斜に育つ植物で、8月になるとよい香りを漂わせます。1本手に取って揉むだけでアロマ豊かなバルサムのような香りが鼻腔をくすぐります。前史時代の狩猟採集民はオレガノを使って新鮮な肉に香りづけをしていましたが、現在ではグリル料理やピザで多用されます。かつて農村部では、その香りと薬効が重宝されていて、中には科学的に確認されている効能もあります。調味料として使われることもあれば、しつこい咳に悩む人の強壮剤、空気嚥下症やハンセン病の治療薬、はたまた悪魔や魔女祓いとしても活躍していました。生花の先端を温めて首に湿布すると、寝違えも治るとか。これほど効用が謳われているのですから、毎年夏になると誰もが競ってオレガノの花束を作り、屋根裏で乾燥させていたのもうなずけます。今日では、花の先端はハーブティーとして消費されることが多く、その色からレッドティーと呼ばれています。オレガノのハーブティーは食欲を刺激し、消化不良や気管支炎、歯痛、頭痛、乾いた咳を和らげます。同属のマジョラム（Origanum majorana）は特に料理用に栽培されています。

※ 中国でもオレガノと似た荊芥という生薬が、寒気や熱のある風邪などに使われます。広東省ではオレガノを荊芥と称していることもあるのだとか。

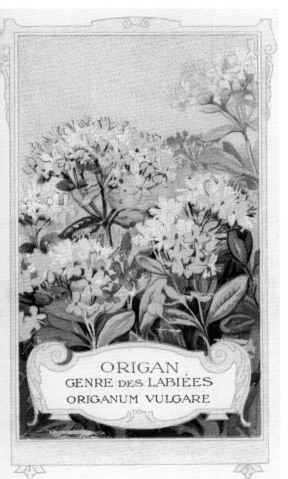

ORIGAN
GENRE DES LABIÉES
ORIGANUM VULGARE

オドリコソウ

Lamium album

フランス語では「白イラクサ」とか「枯れイラクサ」と呼ばれていますが、イラクサ科ではなく、イラクサのようにチクチクすることもありません。どちらかと言えばミントやタイム、イブキジャコウソウ、ローズマリーのような香り豊かな植物に近く、こすると香りが昇ってきます。花は小ぶりで白く、唇のような特徴的な形なので、すぐにそれとわかります。人間の居住地の近くや、瓦礫の上や、家畜の群れや家畜小屋の近く、湿った森などで、野生のチャイブの近縁種であるラムソンや野生のヒヤシンスとともに生息しています。15世紀まではほとんど利用されませんでしたが、その後民間薬の調合に多用されるようになりました。花には強壮作用、収斂作用、利尿効果、便通効果があり、咳や下痢、腹部のガス、喀血、静脈瘤、いろいろな打撲傷に効くとされました。現在ではこうした効果が科学的に実証されていて、特に湿布にすると皮膚や粘膜の炎症を抑え、煎じて飲むと泌尿器障害や消化不良や睡眠障害を和らげることがわかっています。花の先端を浴槽に入れて入浴すれば、歩き疲れた足をリラックスさせてくれます。

※ 日本でも春に各地で阿波おどりの衣装の女性に似たオドリコソウを見かけます。若芽は湯がいて食用に。民間薬としては、花や全草を生理不順に用います。

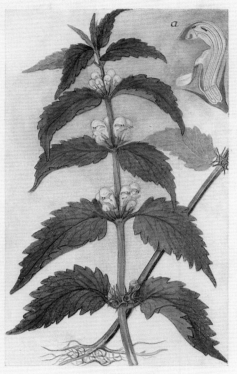

ORTIE BLANCHE

トケイソウ〜チャボトケイソウ

Passiflora incarnata

16世紀、スペインの征服者たちを追うようにペルーにたどり着いたカトリック修道会のイエズス会士は、この長いつる性植物を「(キリストの)受難の花」と呼びました。花から立ち上がる冠の形をした花弁のような付属器官が、十字架に向かうイエスがかぶらされた茨の冠のように見えたからです。しかし2つの共通点はそれだけではありません。イエズス会士によれば、めしべの先端は十字架の釘、おしべは十字架で喉の乾いたイエスに差し出された酢を含んだ海綿、実はイエスの心臓を表しているのです。ヨーロッパに持ち込まれるや、急速に地中海地方に広がりました。この植物の空中に浮かんでいる部分、すなわち葉と花には鎮静効果があり、煎じて飲むと不眠や動悸を抑えて深い眠りをもたらし、ストレスや不安の解消に役立ちます。この植物の不安を鎮める作用は、副作用を起こすことなく、時間をかけて効果を発揮するのです。近種のパッションフルーツ（*Passiflora edulis*）には、強壮作用のあるビタミンAたっぷりの実がなります。

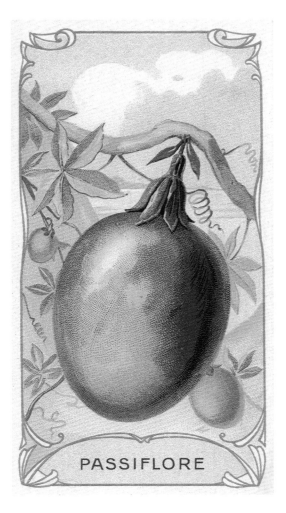

PASSIFLORE

ケシ〜アヘンケシ、ケシ

Papaver somniferum var. album & P. somniferum var. nigrum

　アヘンケシ（*Papaver somniferum var. album*）は、園芸種と区別されてソムニフェルム種と呼ばれ、フランスでは「催眠ケシ」とも呼ばれます。大ぶりな花弁で、色はピンクや紫。緑色の大きなカプセルのような実には、ラテックスと呼ばれる乳白色の汁が閉じ込められていて、アヘン成分を含んでいます。この自然物質は使い方により、恐ろしいドラッグにもなれば、効果絶大の鎮痛剤にもなります。古代から綿々と栽培されており、紀元前1世紀にはローマの詩人ウェルギリウスからソポリフェルムすなわち眠りを誘う花と呼ばれました。このことは、すでに当時からケシの催眠作用が知られていたことを示しています。そのわずか1世紀後にはディオスコリデスが痛み止めとして勧めていますが、有害な副作用への注意も喚起しています。19世紀中期にはかのアヘン戦争の元凶となり、イギリスと中国が戦いました。現在、ケシそのものもケシを使った製品も、医師の管理のもとでのみ摂取が許されています。ポピーシードを目的として栽培されているのは亜種（*Papaver somniferum var. nigrum*）で、種子がお菓子やパンに使われます。ケシの油は、クルミオイルやアーモンドオイルにも劣らぬほどまろやかと言われています。

※ 日本でも栽培禁止のケシですが、その実はあんパンのトッピングでおなじみです。種から絞った油は、油彩画の絵の具を溶く描画油としても使われます。

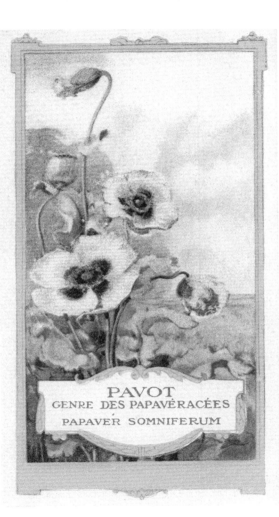

PAVOT
GENRE DES PAPAVÉRACÉES

PAPAVER SOMNIFERUM

サンシキスミレ

Viola tricolor

———

　マキバスミレと同じ属の植物で、夏に比較的長期間開花し、草原や牧草地や道端ややせた砂地に生えます。上側の花弁は4枚で明るい色、下側の1枚の花弁は濃い黄色で紫の斑があり、マキバスミレよりも色が濃く、香りはさほど強くありません。花が三位一体（神、イエス、聖霊）に、農民に摘み取られないようこの強い香りを和らげてくださいと頼んだから淡い香りなのだ、という言い伝えも本当かもしれません。花としては思い出を象徴しますが、薬としては古代や中世の資料には全く登場しません。医師たちから注目を浴び始めたのはようやく16世紀になってからのことで、現在では花や葉にデトックス作用があるとされ、煎じて湿布にしたものが肌のお手入れに使われます。特に乳児のかさぶた、疥癬やニキビや湿疹や頭皮の脂漏などの皮膚疾患に用いられる一方、乾燥肌や妊娠線にはクリームや軟膏が効くと言われています。

※ スミレには日本でも多くの種類があり、ノジスミレ（*Viola yedoensis*）は、全草を紫花地丁という生薬として抗菌作用が期待されています。紫色の花をつける野草のスミレ（*Viola mandshurica*）も、煎じ薬を外用もしくは内服して腫れ物に用いてきました。

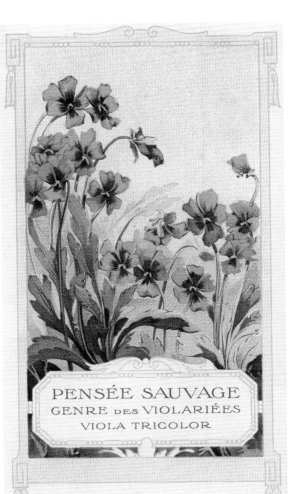

PENSÉE SAUVAGE

GENRE DES VIOLARIÉES

VIOLA TRICOLOR

ヒメツルニチニチソウ

Vinca minor

　春になると美しい青色の花を咲かせる常緑植物で、葉は硬く、長い茎がつる状に伸びています。奇妙な性質から、「ヘビスミレ」とか「小さな魔法使い」など様々な呼び名がついています。昔は魔法使いがヒメツルニチニチソウを用いて媚薬を作っていたとか。また、下痢や歯痛を和らげるのにも使われ、17世紀には葉が肺疾患、熱、喀血、出血の特効薬とされていました。現代の考古植物学者は、窒素豊富な土壌を好むヒメツルニチニチソウの多生と、人間による集中的活動（農業や炭田など）の間には相関関係があると考えています。記憶障害や老化を防ぐ薬の調合に用いられますが、より一般的には、煎じたものを服用すると脳内の血流をよくして、酸素摂取を促します。また母乳育児を望まない女性は、母乳分泌を抑えるためにヒメツルニチニチソウを煎じたものを服用します。

※ マダガスカル島原産で、観賞用や薬用として熱帯を中心に幅広く栽培されています。生薬名は日日草で、便秘や胃腫瘍に効くとされますが、毒性が強いので専門家以外の使用は避けましょう。

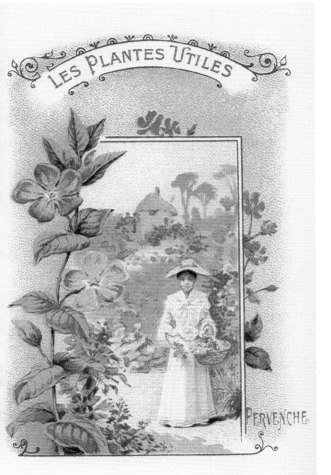

LES PLANTES UTILES

PERVENCHE

ベニバナセンブリ

Centaurium erythraea

　ケンタウリウム属の小ぶりな植物で、乾燥した場所や砂地、牧草地に生息し、石灰質の土壌を好みます。適切な気温（最低24度）になった時だけ開花するという不思議な特徴を備えています。学名の *erythraera* はアフリカ北東部に位置するエリトリアを連想させますが一切無関係で、「バラ色」を意味するギリシャ語からきています。そう、この花の色です。古代ギリシャ人もローマ人もガリア人もこの植物を万能薬と考え、中世やルネサンス期になってもその魔法のような効果が信じられていました。リンドウ科の複数の植物同様、ベニバナセンブリにも素晴らしい薬効があり、高熱の治療に用いられたために、「熱の薬草」とも呼ばれていました。煎じたベニバナセンブリには強壮効果、刺激作用があると言われ、虫下しや消毒剤としても使われていました。煮出したものは癒合（ゆごう）を促進し、シラミを除去し、抜け毛を防ぐとも。現在、これらの効果はすべて科学的に確認されていますが、消化管に炎症を起こすことがあるので要注意です。

※ 日本に自生しているセンブリ（*Swertia japonica*）は、千回振っても苦い薬用成分が抜けないと言われ、生薬名は当薬（とうやく）。胃液や胆汁の分泌、肝機能を促進します。発毛促進や抗炎症作用も注目されています。

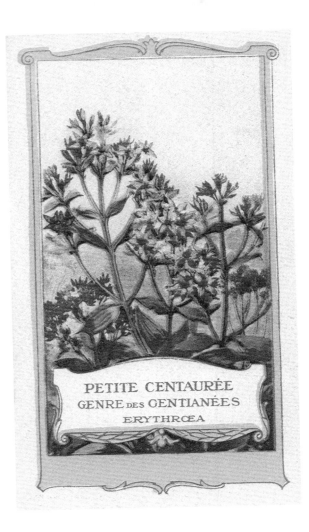

PETITE CENTAURÉE
GENRE DES GENTIANÉES
ERYTHRŒA

ルリヒエンソウ

Consolida regalis

　小アジア原産のキンポウゲ科の植物で、新石器時代に穀物類とともにヨーロッパに入ってきたと考えられます。現在では庭でおなじみで、毎年美しい花を咲かせます。みっしりとした房状で、色は品種により青、白、薄紫。自然界では深い青で、小麦畑に生えることもあり（そのため雑草として抜かれてしまうことも）、金色の小麦の中でひときわ目立ちます。かつての薬草の中には、毒性があるために現代医学により排除されたものがありますが、ルリヒエンソウはその典型で、昔は種子が疥癬や頭皮白癬やシラミ用の軟膏に使われていましたが、現在はアルカロイドを大量に含む危険な植物であることがわかっています。

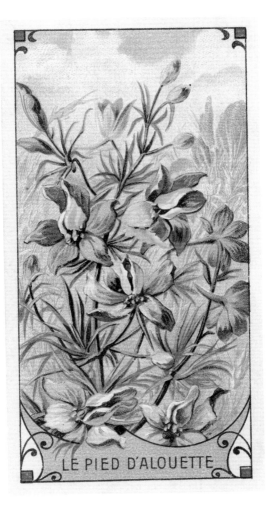

LE PIED D'ALOUETTE

トウガラシ〜トウガラシ、キダチトウガラシ

Capsicum annuum & C. frutescens

トウガラシの種は少なくとも300あります。辛いキダチトウガラシ（*Capsicum frutescens*）、ピーマンとかコーラルペッパーと呼ばれる甘みのあるトウガラシ（*Capsicum annuum*）もトウガラシ属で、後者は熟れるとサンゴのような色になることからこうした呼び名がつきました。トウガラシはクリストファー・コロンブスの医師によりイスパニョーラ島（現在のハイチとドミニカ共和国）で発見されました。原住民がトウガラシを料理に使っているのを目にしたのです。間もなくヨーロッパに持ち込まれると、スープや肉の香りづけに使われ始めました。また薬としても、粘液トラブル〔古代以降、人体は血液、粘液、黄胆汁、黒胆汁の4つの体液からなると考えられていた〕、喀血や坐骨神経痛などの治療に用いられました。現在ではカロテンとビタミンCが豊富で、消化不良時に刺激剤として働くことが知られています。キダチトウガラシは医師の厳格な指示に従って湿布にすると、リューマチ痛や寝違えや腰痛を鎮めます。トウガラシはハンガリーで盛んに栽培されており、これを抽出してパプリカパウダーを作ります。赤い色をしたこのパウダーは、インドやアメリカの小ぶりで辛いトウガラシパウダーよりもずっと柔らかな口当たりです。

※ 日本で鷹の爪と呼ばれているのは *Capsicum annuum* 種。安土桃山時代〜戦国時代に南蛮か朝鮮から日本に伝わったとされます（諸説あり）。料理に使用するほか、靴の爪先に1〜2個を入れて寒さをしのいだり、しめ縄などの飾りで魔除けとして使われたりします。

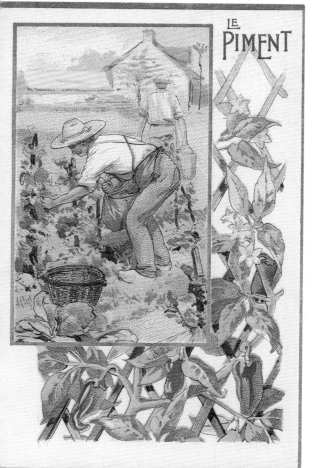

LE PIMENT

ワレモコウ〜ワレモコウ、サラダバーネット

Sanguisorba officinalis & S. minor

バラに近い植物ですが、外見は似ていません。棘もなければ、よい香りのする花弁もないのです。ワレモコウの茎は滑らかで、丸く集まった小さな花は日陰では緑色、日向では赤です。なかなかお目にかかれないワレモコウ（Sanguisorba officinalis）は背が高く、山を好み、湿った土地に生えます。サラダバーネット（Sanguisorba minor）はより身近で乾燥した石灰質の芝地を好みます。いずれも同じ薬効があり、学名 Sanguisorba がラテン語の「吸収する（sorbere）」と「血（sanguis）」を語源としていることからも想像できる通り、特に止血作用が知られています。様々なタンニンをたっぷり含んでいて、収斂性があり傷の癒合を促し、煎じたものは確実に傷や潰瘍を癒します。内服すると消化や排尿を助けて、下痢や赤痢の特効薬となります。ビタミンCが豊富なサラダバーネットの葉は、キクジシャ（エンダイブ）やチシャ（レタス）と同じくサラダにして食べられます。

※ ワレモコウは、地楡という生薬。乾燥させた根を煎じて下痢止めや鼻血・血痢・吐血などの血止め、やけどの治療に服用したり、傷口を洗ったりします。中国最古の本草書である神農本草経にも登場する、歴史ある薬草です。

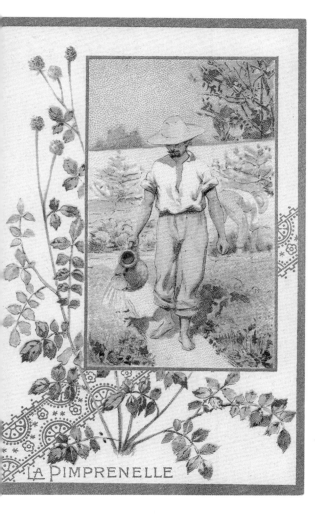

LA PIMPRENELLE

タンポポ 〜 セイヨウタンポポ

Taraxacum officinale

　タンポポの世界は迷宮のように複雑。経験豊かな植物学者でさえ、数多くある種や亜種を見分けるのに苦労します。いずれにせよ、新鮮なバターのような黄色い花や、吹くとふわりと飛ぶシルクのような冠毛、中が空洞で乳液を分泌する茎などは誰もが知るところです。フランス語の名称は「pissenlit」で、「ピス・アン・リ(おねしょ)」を連想させ、古代から知られていたこの植物の持つ利尿効果を雄弁に物語っています。ビタミン、鉄分、カリウムが豊富で、強壮効果と胆汁の排出を促す利胆作用があります。また肝臓の負荷を軽減する働きもあるので、冬に脂っこいものを食べた後は、タンポポのサラダで内臓を休ませてあげましょう。タンポポには食欲を増進するとともに、デトックス作用もあるのです。味つけはオリーブオイルとレモン汁少々だけで充分。黄色いつぼみはケイパーのように食べられます。根を焼いたものはコーヒーの代用品としてなかなかの味わいで、もちろんカフェイン作用はありません。花はジャムやワインの香りづけに使われますが、最近では星つきレストランのおしゃれな盛りつけにも多用されます。

※ 春の代名詞タンポポは、蒲公英という生薬で、乾燥した根を煎じて母乳が出ない時や健胃に使います。根を焙煎した飲料は、日本でも「タンポポコーヒー」として妊婦さんにも人気です。

PISSENLIT ORDINAIRE

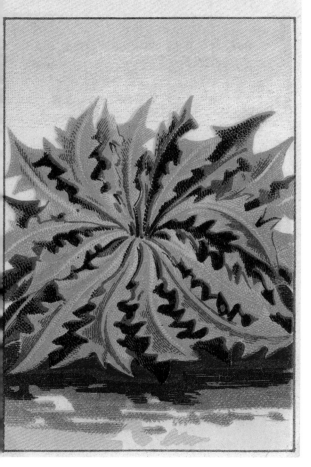

オオバコ〜セイヨウオオバコ、ヘラオオバコ

Plantago major & P. lanceolata

オオバコにはいくつか種類があり、いずれも多年草でもともとはヨーロッパや中央アジアに原生していましたが、現在では世界中に広がっています。フランスでは2種類がよく知られており、どちらも葉に模様があります。一つは葉が大ぶりで「ネズミのしっぽ」とも呼ばれるセイヨウオオバコ（*Plantago major*）、もう一つは葉が細長く、「5本の脈」とも呼ばれるヘラオオバコ（*Plantago lanceolata*）です。どちらも花はひっそりと目立ちません。昔は薬草の代表と目されるほどの人気を博し、イラクサに触ったりハチや蚊に刺されたら葉をこすりつけ、喉に痛みを感じたら少量の苦い根を蜂蜜で味つけしたものを服用していました。鼻の吹き出物にクリームを塗ればたちまち消え、熱湯に通した葉を目に当てれば結膜炎の痛みを取るとか。現在ではこうしたすべての薬効が科学的に説明されています。オオバコには自然の鎮痛薬である粘液や収斂作用があり、抗炎症効果の高いタンニンが含まれているのです。また煎じ薬を飲んだり外用したりすると、咳や歯肉炎、痔、便秘が収まるとされています。

※ 日本全国に自生するオオバコは、人が歩いたり車が通って踏み固められた土によく生えるので、車前草という別名があります。成熟した種子は車前子という生薬で、風邪で痰や咳、熱を抑えたい時や、むくみ対策に使います。

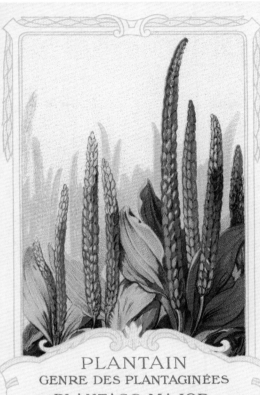

PLANTAIN
GENRE DES PLANTAGINÉES
PLANTAGO MAJOR

コショウ

Piper nigrum

　通説では、コショウを発見したのは東インド会社に勤めていた有名な冒険家ピエール・ポワーヴルですが、じつはそのずっと以前、古代から知られていました。語源はサンスクリット語のピルパリで、フランス語ではポワーヴル、英語ではペッパー、イタリア語ではペペ、ドイツ語ではプフェッファーに変化しました。インドやマレーシアに自生していたのが紆余曲折を経て西洋に入り、中世には驚異的な高値がつき、通貨としても使われました。中世の恋愛物語『トリスタンとイゾルデ』の主人公の２人は、ひとつまみのコショウの入った愛の媚薬を飲んで恋に落ちたとか。詩情には欠けますが、皮なめし職人たちはコショウに含まれる辛みのアルカロイド、ピペリンの性質を利用して、虫や寄生虫を追い払っていました。18世紀以降は、世界各地の高温多湿地域で栽培されるようになります。つる性植物で自然あるいは人工の支えを必要とします。それぞれの花には20から30の漿果がなり、熟したところで摘みます。これをグリーンペッパーと呼び、太陽光で乾燥させてブラックペッパーにします。ホワイトペッパーは漿果の中心にある明るい色の種子です。薬効としては、消化や胃液の分泌を促すと同時に、嘔吐や食欲不振にも効きます。

※ 日本に伝来したのは奈良時代と言われています。沖縄に自生している
　 コショウ科ヒハツモドキは華やかな香りがあり、「ヒバーチ」と呼ばれる
　 スパイスとして郷土料理に根づいています。

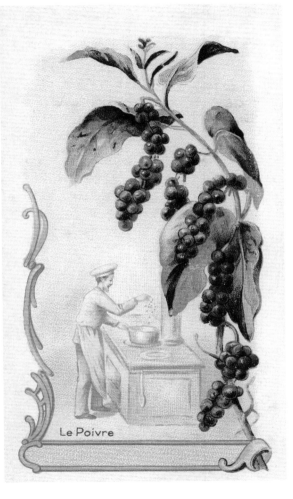

Le Poivre

スベリヒユ

Portulaca oleracea

———————

　地面に這うようにして伸びる植物で、太くて赤い茎からは厚ぼったい光沢のある葉が生え、夏になると黄色く小さな花を咲かせます。アジア原産ですが世界各地に分布し、庭では雑草の扱いをされることも。けれども雑草どころか、食用にも薬用にもなる貴重な植物です。オリーブオイルをかけてサラダにしても、ほうれん草のように茹でて酸味を引き出しても美味です。ビタミンC、E、脂肪酸、オメガ3、ベータカロチンを含むため、老化現象や心疾患、心血管機能の低下を予防し、動脈を保護します。また粘液も豊富で、緩下作用や抗炎症作用も。湿布にすると、筋肉の萎縮や硬化による関節の固まりをほぐし、瞼の炎症に効きます。世界中で薬効が認められており、中国では下痢に、中央アメリカでは胃炎に効くとされ、アフリカでは鎮静効果ありと言われています。

———————

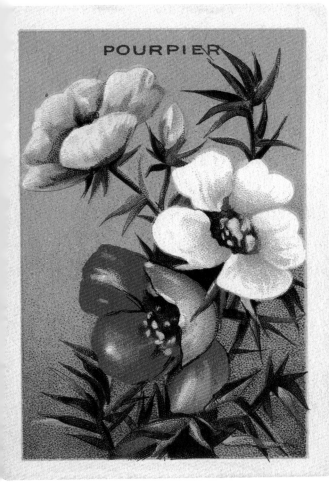

POURPIER

キバナノクリンザクラ

Primula officinalis

　キバナノクリンザクラはフランス語では「primevère」。カッコウを意味する「ククー」の愛称でも親しまれていて、春（プリマヴェーラ）、気持ちのよい牧草地、道端を連想させ、新たな季節の到来を告げる植物です。淡い黄色の花は釣り鐘型で、芳香が蜜を求めるミツバチを引き寄せます。主な分布地は北方。古代ギリシャ人もローマ人も記録を残していないのはそのためでしょう。中世には様々な物語や伝説や迷信や寓話に登場し、天国の扉を開くと信じられていたことから、聖ペテロがイエスから託された天国の鍵にちなんで「聖ペトロの鍵」とか「天国の鍵」とも呼ばれていました。12世紀のベネディクト会修道女で博識と名高いヒルデガルト・フォン・ビンゲンは、鬱に効果ありとしてキバナノクリンザクラを勧めていますし、中風にも効くと言われていました。もちろん鬱にも中風にも効くとは証明されていません。ただし抗炎症作用があるため、呼吸器の感染症に高い効果があることは確かです。気管支炎の時に煎じて飲めば痰を切り、咳を抑えます。湿布にするとリューマチや痛風、軽い捻挫、筋肉痛を和らげます。キバナノクリンザクラの花を煎じたハーブティーは繊細な風味で、子どもの癇癪を落ち着かせます。

※ サクラソウの仲間で、根と根茎にサポニンが含まれ、利尿作用や痰を鎮める作用がありますが、溶血作用もあるので連続使用はできません。日本の在来種であるニホンサクラソウ（*Primula sieboldii*）は、天然記念物に指定されている絶滅危惧種です。

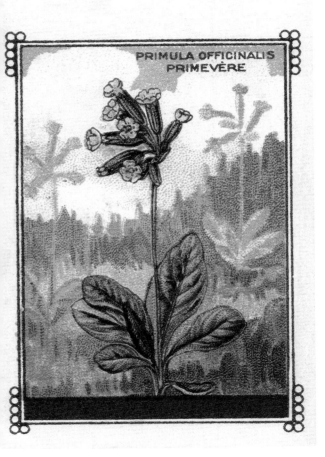

PRIMULA OFFICINALIS
PRIMEVÈRE

キナノキ

Cinchona officinalis

　17世紀初め、スペインのイエズス会士たちは、原住民の住むアンデス山脈アマゾン地域でキナノキを発見しました。言い伝えによれば、ペルー副王の妻チンチョン伯爵夫人がこの植物のおかげで熱病から回復したとか。それが史実かどうかはともかく、キナノキの学名は伯爵夫人にちなんで、彼女の名をラテン語化してつけられました。発見されるや、あらゆる熱を下げるとしてヨーロッパに持ち込まれ、「イエズス会の粉」とか「伯爵夫人の粉」と呼ばれました。けれども2人のフランス人薬剤師が有効成分キニーネの分離に成功したのは、ようやく1920年になってからのこと。現在では降雨量の多いハワイやインドネシア、ザイールなどの熱帯地域で栽培されており、いくつかの種類がありますが、特性はほぼ同じです。大きな木ですが、効用が集中しているのが乾燥樹皮。マラリアなどの熱病に効くだけでなく、収斂性や苦みがあるため、消化不良や食欲不振にも有効です。湿布にすれば、傷を癒合し頭皮を刺激します。

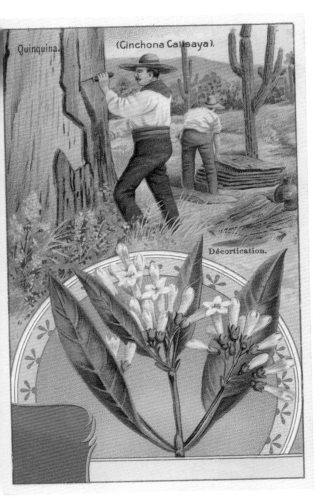

Quinquina. (Cinchona Calisaya).

Décortication.

スペインカンゾウ

Glycyrrhiza glabra

　南ヨーロッパに生息する低木で、13世紀以降庭で栽培されていますが、ガリッグと呼ばれる地中海地方の石灰質の乾燥地帯や南仏の草原にも群生しています。どっしりとした根茎からは新芽や匍匐枝（ほふくし）が育ち、これを乾燥させると子どもたちの大好きなリコリス菓子の原料となるのです。すでに古代ギリシャ人たちは、カンゾウで喉の渇きを癒したり、咳を鎮めたりしていました。中世になると、声がきれいになるとか呼吸器疾患や胃痛に効くとされ、爽やかなハーブティーにしたり、カンゾウの木をゆっくり噛んだりしていました。18世紀末にはココナッツと人気を二分し、パリの通りで飲み物がグラス売りされ、水に溶かすための粉が販売されました。薬効としては痰を切り、咳を鎮め、歯石や虫歯を抑え、とびひや湿疹を治します。また呼吸器の粘膜の再生を助けるので、たばこの解毒剤としても重宝されています。ただし、乱用すると頭痛や高血圧を誘発するので要注意です。

※ 日本で甘草（かんぞう）といえば、スペインカンゾウとウラルカンゾウ（*Glycyrrhiza uralensis*）の2種類を指し、抗炎症症などの様々な薬効と甘みがあるので、漢方薬の約7割にブレンドされている生薬。江戸時代後期から甲州で栽培されており、現在も幕府から甘草栽培を請け負った家、「甘草屋敷」が残っています。

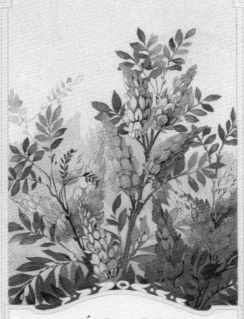

RÉGLISSE
GENRE DES LÉGUMINEUSES

GLYCYRHIZA GLABRA

ルバーブ～ルバーブ、偽ルバーブ

Rheum rhabarbarum & R. rhaponticum

ルバーブには複数の種類がありますが、もっとも知られているのはルバーブ（*Rheum rhabarbarum*）と偽ルバーブ（*Rheum rhaponticum*）です。両方とも茎が赤く、雨がやむと幅広の葉にたまった水の中で虫が泳ぎ、蝶が水を吸いに来ます。モンゴルの風が吹きすさぶ温帯草原（ステップ）原産と言われ、中国では4千年以上前から知られていましたが、食用というよりも虫下し剤、強壮剤、下剤として用いられていました。11世紀頃にルバーブをヨーロッパに持ち込んだアラビア人は、黄疸に効くとされる根にしか興味を持たなかったようです。こうした薬効は、16世紀スイスの高名な医師パレケルススにより確認されています。17世紀になるとヨーロッパの庭でおなじみとなり、本格的に食用栽培が始まりました。当時のルバーブはロシアから持ち込まれ、18世紀末にはイギリスへと渡り、酸味のある茎がパイやチャツネに用いられるようになりました。薬効としては突発的な便秘に効きますが、肝臓や大結腸に炎症を起こさせる危険があるため要注意。ルバーブのタルトは美味しいのですが、適量に抑えておいた方がよさそうです。

※ 今ではジャムの材料として人気のルバーブ、日本伝来は明治時代。便秘や胃の薬になる生薬、大黄（だいおう）の近縁種であるため、「食用大黄」と呼ばれることも。

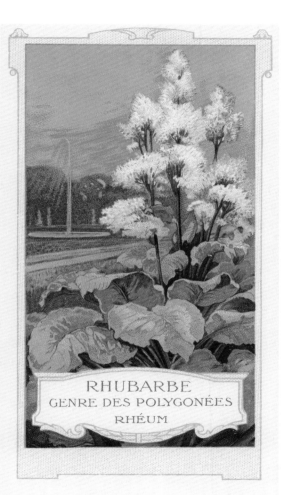

RHUBARBE
GENRE DES POLYGONÉES
RHÉUM

ローズマリー

Rosmarinus officinalis

地中海地方のガリッグと呼ばれる石灰質の乾燥地帯に多く見られる小ぶりな常緑樹で、独特の香味があり、厳しい寒さが苦手です。ミツバチは青みがかった花から花へと飛び回り、質のよい蜜を集めます。古代ギリシャ人やローマ人はローズマリーを愛の象徴と考えましたが、薬としては一切用いませんでした。中世にはローズマリーの精油の抽出に成功し、ルネサンス期になると花の蒸留技術のおかげで、有名なローズマリーの薬酒「ハンガリー水（ハンガリー王妃の水）」が製造されるようになります。言い伝えによれば、ポーランド王女でハンガリー王妃となったエルジュビェタへの敬意を表して命名されたとか。エルジュビェタはこの効果抜群の水のおかげでたちまちリューマチが治った上に、70歳を過ぎていたにもかかわらず、ハンガリー王の心を奪い結婚したのだそうです。現在では医師たちからも、若返りや引き締め効果が認められています。ローズマリーは、体が外部の害に抵抗する時の助けとなるのです。疲労困憊にはローズマリーの花の先端や葉のハーブティーが有効で、消化を助け、痰を切る働きもします。ローズマリーを使ったマッサージや温湿布は炎症を抑えて、傷の癒合を促します。

※ フランスで画家のシャガールのお墓参りをした時、墓石のまわりにローズマリーが茂り、咲き誇っていたことが印象的でした。イタリアではローズマリーの花の蜜だけを集めた蜂蜜も売られていました。

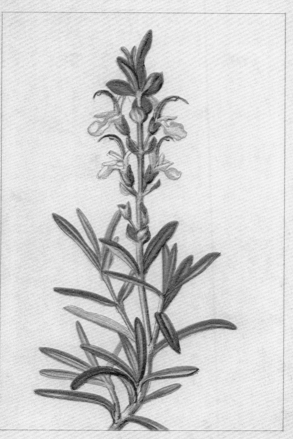

ROMARIN

サフラン

Crocus sativus

　サフランはクロッカス属で、短い間薄紫の花を咲かせますが、自然の産物ではありません。紀元前3500年頃、おそらくインド原産の自然種を選択・栽培した結果の産物と考えられます。受粉器官であるめしべ先端の赤い柱頭には、すでに古代から黄金と同等の価値がありました。サフランはフェニキア人により用いられ、ペルシャ人によりオリエントに持ち込まれ、アラビア人により中世にスペインに運ばれました。十字軍もサフランのヨーロッパ普及に一役買ったと思われます。あちこちで栽培され、17世紀末にはフランス南西部ケルシー地方やパリ南方のガティネ地域に大きな富をもたらしました。時代が下るにつれ、利用法も多様化していきます。古代には催淫剤や刺激剤として用いられ、中世には歯の激痛やペストの治療に使われました。現在フランスにある数軒のサフラン生産者では、この高価な植物の栽培が続いていますが、ほとんどが料理用です。タジンやリゾット、ムール貝のクリームスープ、オレンジジャムに繊細な風味と色を添えると同時に、鎮静効果があることも確認されています。けれども1グラムのサフランを生産するのに最低でも200もの花が必要であることを考えれば、鎮静剤がとんでもない値段になることは容易に想像できるでしょう。

※ エストニアの老舗ハーブ薬局が16世紀から作る健康ワインにも、サフランが贅沢に漬けこまれていました。現在日本では、佐賀県などがサフランの栽培に力を入れています。

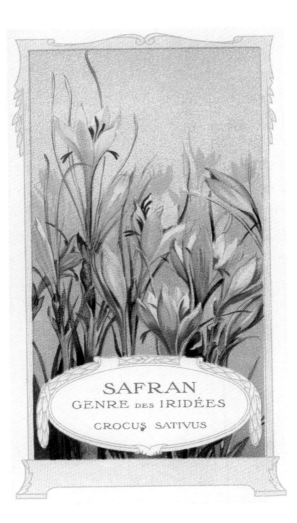

SAFRAN
GENRE DES IRIDÉES

CROCUS SATIVUS

サボンソウ

Saponaria officinalis

　夏になると斜面や道に咲き乱れ、愛らしいピンク色の花から
はよい香りが漂ってきます。すでに古代人たちはその洗浄効果
に注目していました。サボンソウを水につけると泡が立ち、しつ
こい油を乳化させ、布類を洗浄し、デリケートな生地を白くしま
す。何世紀もの間、洗濯女たちから重宝され、小川や共同洗
濯場で活躍しました。貴婦人たちは違った使い方をしていて、
髪の毛が輝くようにとサボンソウでこすったり、浴槽に葉や根を
入れて体を洗ったりしていました。確かに「洗濯女」とか「石鹸
薬草」とあだ名されるだけのことはあります。洗浄効果の鍵は
サボンソウに含まれるサポニンという分子で、水中で脂肪を分
解します。デトックス効果があることでも知られていますが、大
量に内服すると呼吸器や心臓運動を麻痺させる危険もあり、
動物は本能的に避けます。外用のみにとどめて、デリケートな
髪の毛のリンスやしつこい湿疹の塗り薬として使った方がよい
でしょう。

※ 日本に入ってきたのは明治時代。以前はムクロジ(*Sapindus muku-
rossi*)の果皮が洗髪、洗濯、墨汚れ落としに使われ、現在の標準洗剤
の50%程度の洗浄力があるという研究結果も。ムクロジの果皮は、気
管支炎や痰の緩和に用いる薬草でもあります。

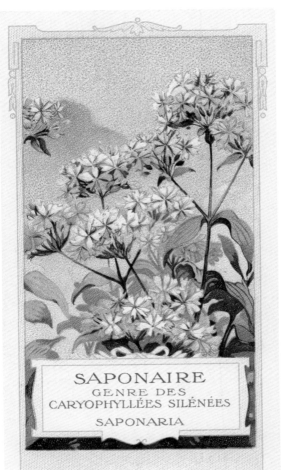

SAPONAIRE

GENRE DES
CARYOPHYLLÉES SILÉNÉES

SAPONARIA

セージ

Salvia officinalis

　自生、栽培を問わず香り豊かなセージ。しわの寄った葉からは、スパイシーで樟脳（しょうのう）のような強い香りが漂ってきます。いくつかの種がありますが、もっとも知られているのが「ギリシャのお茶」とも呼ばれる本種です。西アジア原産で、地中海一帯の乾燥した斜面に自生しています。茎は木質で、花は紫がかった青。冬にも落葉しません。中世には薬草として王宮や貴族の館や修道院の庭園で栽培され、あらゆる痛みを癒す霊験あらたかな万能薬と考えられていました。何と命もよみがえらせることもできるとか！　セージの名称がラテン語の「サルヴァーレ（救う）」に由来することからも、人々がこの植物に寄せていた期待のほどがうかがえます。医学界をリードした高名なイタリアのサレルノ医学校の医師たちも、「セージが庭に生えているのに、なぜ人間は死ぬのだろう」と言っていたほど。もちろんセージは奇跡の万能薬ではありませんが、薬効があることは確かで、特に葉が重宝されています。葉を煎じたものには強壮効果があり、汗を抑え、熱を下げ、消化を促します。また更年期障害や生理痛にも効果を発揮します。湿布にすれば傷口を癒合（ゆごう）し、うがいをすれば口内炎や歯肉炎の痛みを和らげてくれます。調味料としても大活躍し、肉など食材の味を引き立てます。

※ 江戸時代に薬用植物として渡来。サルビアの仲間なので、「ヤクヨウサルビア」という和名です。民間療法ではお茶として風邪対策に、煮出した液をうがい薬として歯肉炎対策に用います。

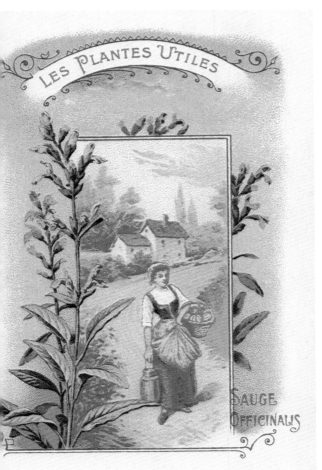

LES PLANTES UTILES

SAUGE OFFICINALIS

ヤナギ〜セイヨウシロヤナギ

Salix alba

　　春になると尾状花序（細い円筒状の花の集合体）から漂うよい香り、銀色がかった葉とぷっくりとした形の果実から、ヤナギとすぐに見分けがつきますが、品種、亜種、交配種となると、まるで迷宮のように複雑です。一般的にヤナギは川や沼や堀の近くに育ちます。奇妙なことに、湿った土地を好むこの木は、そうした土地に特有の病気に対し効果を発揮します。すでに16世紀には、ヤナギの小枝に解熱効果があり、リューマチの痛みや頭痛を和らげ、湿地帯で起きやすい様々な症状に効果があることが知られていました。1830年にはフランスの薬剤師ピエール・ルルーがヤナギからサリシンの分離に成功し、解熱効果があることが証明されました。サリシンという名の分子はアセチルサリチル酸の前駆体で、アスピリンの主成分でもあります。現在では樹皮を煎じたものが、特にリューマチや熱を和らげるのに用いられることがあります。合成薬であるアスピリンとは違って、樹皮の煎じ薬は胃を痛めません。不眠や不安に悩む人には、鎮静効果のある花のハーブティーがお勧めです。

※ 国内の柳は、シダレヤナギ（*Salix babylonica*）が代表的。日本でも鎮痛作用があると伝えられており、歯痛に効果が期待されたからか、爪楊枝の材料にもなっています。

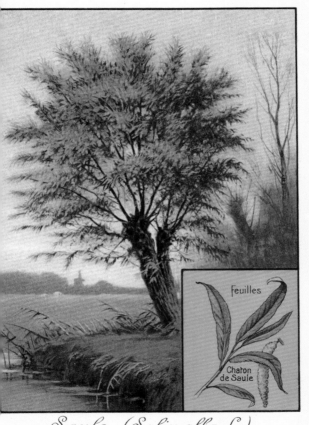

Feuilles

Chaton
de Saule

Saule (Salix alba L.)

センナ

Cassia alexandrina & C. angustifolia

　「アレクサンドリアのセンナ」と呼ばれる種(*Cassia alexandrina*)と「インドのセンナ」と呼ばれる種(*Cassia angustifolia*)は生物学的に非常に近い関係にあります。前者はナイル渓谷で、後者はインド南部マドラスのティルネルヴェーリという町で栽培されていた緑豊かな低木です(そのため後者は、「ティルネルヴェーリセンナ」とも呼ばれています)。花は黄色く、葉はくすんだ緑色。実はさやをつぶしたような形で、中には薄茶色の大きな種子が入っています。昔から薬として用いられ、イスラム教徒の聖典コーランには、預言者ムハンマドの言葉「センナと蜂蜜(中略)はあらゆる病気に効く。死は別として」が記されています。ただしアラビア人はもっぱら下剤として使っていたようで、精神錯乱などあらゆる過激な現象を抑える効果もあると考えていました。現在では実や葉を乾燥したものが薬局で販売されています。苦みがあって、旅行中の食事の変化による突発的な便秘や、食物繊維を摂取しても治らないしつこい便秘に効果を発揮します。ただし低年齢の子どもや妊婦には処方されませんし、長期間服用されることもありません。それほどセンナの下剤効果は絶大なのです。

※「日本薬局方」という厚生労働省が定める医薬品の規格基準書の初版 (明治19年に公布)から、センナは収載されています。輸入されているのは、主にインドのティルネルヴェーリセンナ。

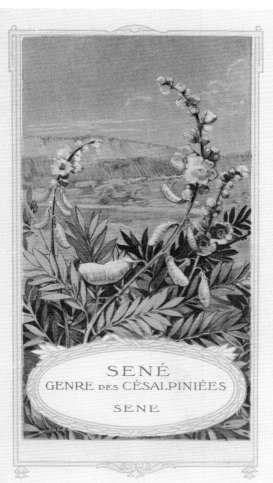

SENÉ

GENRE DES CÉSALPINIÉES

SENE

セイヨウイブキジャコウソウ

Thymus serpyllum

　フランスの童謡ではウサギに好かれる植物としておなじみですが、実際はウサギはこのにおいが大嫌い。タチジャコウソウ（*Thymus vulgaris*）とも呼ばれるタイムに近い種で、傾斜地や砂丘や日当たりのいい岩場に這うように生えています。花はピンク色で濃紫の斑が入っていて、よい香りを漂わせる葉には、アロマエッセンスをたっぷりと含んだ腺が通っています。生える場所によりにおいも変わり、海に面した砂丘に生えているものの香りはやや弱く、日当たりのよい岩場に生えているものは強いにおいです。民間療法では葉や花が重視され、ハーブティーにすると消化を助け、胃にたまったガスを抜いてくれます。蜂蜜と一緒に煎じたものは喉の痛みを和らげ、咳を鎮めて、アルコールからくる頭痛を取り除いてくれるとか。湿布にすれば坐骨神経痛や捻挫痛を和らげ、かゆみ止めにもなりますし、入浴剤として使うと肌を引き締め、咽頭炎にかかった時にはうがい薬としても使えます。もちろん調味料としても活躍し、野菜、肉を問わず幅広く料理に香りを添えてくれます。ただし料理には、シトラスタイム（*Thymus citriodorus*）と呼ばれる栽培品種の方が好んで使われる傾向にあります。

※ 名前に入っているイブキとは、滋賀県と岐阜県の境にある伊吹山を意味します。織田信長が宣教師に本国から多種多様なハーブを持ってこさせ、ここで研究用に薬草園を作ったと言われており、特有の植生が見られます。

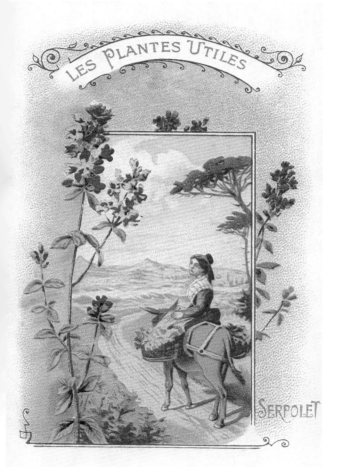

LES PLANTES UTILES

SERPOLET

キンセンカ

Calendula officinalis

オレンジ色の花ですぐにそれと見分けがつき、触ると少しねっとりしています。香りは独特で、好きな人と嫌いな人とに分かれます。花は空気中の湿度に敏感で、湿度が高くなると閉じて、雨の到来を告げます。また自然界の時計のような存在で、夜明けと同時に花開き、日が暮れると閉じます。古代に用いられていたかは不明ですが、中世の医療では消化不良や目の疾患の治療、蛇やスズメバチに噛まれた時の解毒剤として使われ、ルネサンス時代には黄疸に効くと信じられていました。理由は単純で、花の色が胆汁と同じだから。現在、キンセンカの効用は公に認められており、抗菌、抗炎症、防腐効果があり、痙攣を抑え、傷の癒合を助けます。生花を使った湿布は、火傷やしもやけや日焼けや臀部の紅斑を鎮めてくれます。花を漬け込んで作る赤い油は乾燥肌をしっとりとさせますが、お肌の手入れにはオイルよりもクリームを好む人もいます。オレンジ色の花弁をサラダに飾ったり、黄色い花をビネガーにつけてケイパーのように使ったりと、料理でも活躍します。

※ マリーゴールドという方がなじみがあるかもしれません。花は薬用として使用され、生薬名も金盞花。利尿、発汗、止血、胆汁分泌促進などの薬効があるとされ、結膜炎の目薬にも使われました

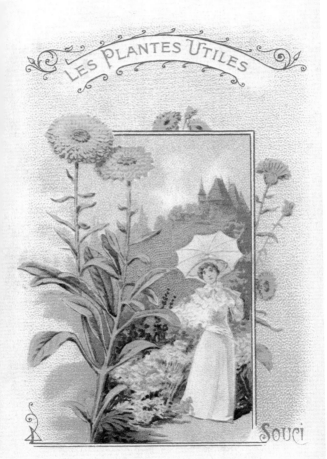

LES PLANTES UTILES

SOUCI

セイヨウナツユキソウ

Filipendula ulmaria

6月の湿地には、クリーム色のエレガントなセイヨウナツユキソウの花がいっぱい。背が高く、美しい茎は赤く、すぐにそれと見分けがつき、「草原の女王」の異名にもうなずけます。花と、くしゅっとした葉からはビターアーモンドのような強い香りが漂いますが、どちらかと言えば好ましいにおいです。無害なのでデザートや飲み物の香りづけにも使えますし、お茶としても飲めます。これほどの利点があるのに、その薬効が認められるのには時間がかかりました。古代には無名で、中世になってもあまり顧みられることなく、19世紀にようやく観察対象になります。観察が始まるや、利尿効果や強壮効果、気つけ効果があることが判明しました。当時の社会は科学に夢中で、フランス北東部のトレミリー村の司祭までも、セイヨウナツユキソウは「中年女性に大変有用だ」と述べています。ただしその根拠は不明ですが。けれどもセイヨウナツユキソウの名を知らしめているのは、沼地で罹患した熱病の治癒効果です。そして、沼地こそはセイヨウナツユキソウの生息場所でもあるのです。現在では、アスピリンの成分でもあるアセチルサリチル酸が含まれることがわかっており、熱病への効果や抗炎症作用が科学的に証明されています。腰痛や寝違えには花を煎じたものがお勧めですし、利尿効果やデトックス効果もあって、痛風に悩む人には理想的です。

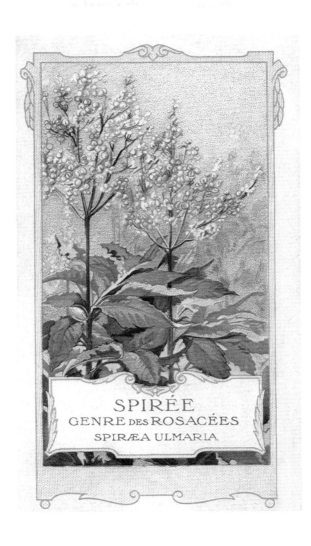

SPIRÉE
GENRE DES ROSACÉES
SPIRÆA ULMARIA

セイヨウニワトコ

Sambucus nigra

　窒素をたっぷり含んだ土壌を好むため、人間の居住地や空き地によく生えています。春も盛りの頃になると、大ぶりでにおいの強い花を咲かせ、虫たちを引き寄せます。夏の終わりになる実は黒い汁を含んでいて、ジャムやロブと呼ばれるねっとりとしたシロップ作りにぴったり。鳥の大好物でもあります。古代ギリシャ人、ローマ人、中世の医師たちは、毒蛇に噛まれた時や痛風や黄疸に効果抜群だと考えていました。けれどもどれ一つとして科学的には証明されていません。ただし乾燥した花を煎じたものには、利尿効果、デトックス効果、抗炎症効果などがあることがわかっています。また発汗効果もあり、はしかなどの発疹性の病気には特に効き目を発揮します。黒い実にはビタミンAとCが豊富に含まれていて、強壮効果と同時に緩下効果もあるのですが、布地についてシミになるととれないので要注意です。

※ ハーブシロップ、コーディアルの香りづけで人気のエルダーフラワーは、セイヨウニワトコの花です。国内で自生しているニワトコ(*Sambucus siebolldiana var. pinnatisecta*)は、接骨木と呼ばれ、接骨や筋肉のひきつりなどにも使います。魔除けにする地域は正月の飾りに、アイヌ民族も祭具作りに使用しました。

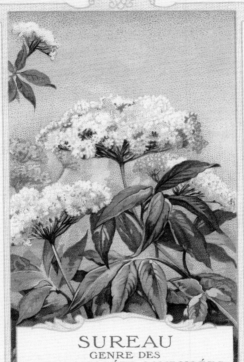

SUREAU
GENRE DES
CAPRIFOLIACÉES SAMBUCÉES

SAMBUCUS NIGRA

ヨモギギク

Tanacetum vulgare

　もう使われていない土地や線路沿い、往来の多い道端でよく見かける植物です。真夏に咲くギュッと詰まった黄色い頭状花序（花軸の先端が広がり、花が多数密生しているもの）を楽しむために、庭で栽培している人もいます。古代ギリシャ人やローマ人には全く知られていなかったようですが、東ヨーロッパ原産で、4世紀頃、蛮族大来襲時に西側に持ち込まれたようです。虫下しの効果が絶大なことから、「虫の薬草」とも呼ばれています。種子はかつてバルボティーヌ（泥漿、粘性の強い液）とも呼ばれていて、ぎょう虫、サナダムシ、回虫の駆除に使われていました。葉から漂ってくる強いにおいは、葉に含まれるツジョンという毒素からきています。葉にも毒性があるため、ノミやコナダニなど寄生虫を駆除するための自然由来の薬剤としてのみ使われます。

※ 日本にはヨモギギクの変種とされるエゾヨモギギク（*Tanacetum vulgare var. boreale*）が北海道で自生しています。

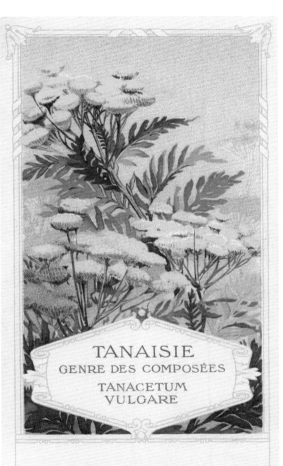

TANAISIE

GENRE DES COMPOSÉES

TANACETUM
VULGARE

ナツボダイジュ

Tilia platyphyllos

　　近種のフユボダイジュ(*Tilia cordata*)とともに町の風景を彩る植物で、散歩道や広場に植えられています。背が高く、千年生きるものも！　花には多種多様な使い方があって、6月24日の聖ヨハネの聖日、開花したばかりの段階で摘みます。ゆっくりと煎じたハーブティーは消化不良、胃もたれ、風邪、不眠症、神経過敏、頭痛などあらゆるトラブルに効くとされ、特に過労に大きな効果を発揮します。あかぎれ、ひび割れ、虫刺されなど肌のトラブルには、花を外用します。蒸気吸引や湿布をすれば、肌を清潔にし、顔色を明るくしてくれます。樹皮の裏の白太と呼ばれる部分にも薬効があり、粉にして服用すれば利尿効果が高く、腎疝痛やリューマチに効きます。副作用がないので、人間にとってはもっとも心強い薬用植物の一つです。

※ ナツボダイジュやフユボダイジュはシナノキ科、漢方で使うボダイジュは
　　アオイ科なので植物的には遠い親戚の存在です。ボダイジュは、花の
　　粉末や煎液には鎮静、発汗作用があるとされ、樹皮・根皮を漬けたお
　　酒は精神的・肉体的疲れによる脱力感を癒やすのに使われました。ち
　　なみに、お釈迦様がその下で悟りを開いたとされるインドボダイジュは
　　クワ科。また違う植物です。

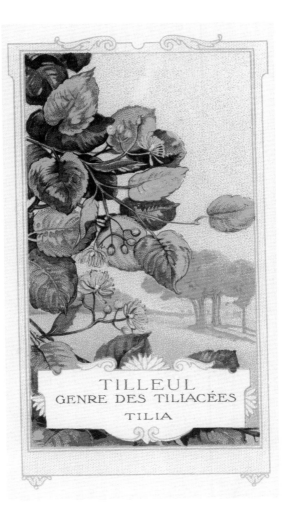

TILLEUL
GENRE DES TILIACÉES
TILIA

フキタンポポ

Tussilago farfara

　2月に入るとすぐに黄色い花が、川の土手に短い間咲きます。その後、現れる葉は大ぶりで丸みがあり、綿毛に覆われていて分厚く、ロバの足のようなハート形。葉より先に花が咲くので、かつてはラテン語で「父より前の息子」を意味する *filius ante patrem* と呼ばれていました。学名はラテン語の「咳（tussis）」と「追い払う（agere）」からきており、古代から粘液をたっぷり含んだ花と葉を煎じたものが、咳や気管支炎や風邪の治療に用いられていたことをうかがわせます。鎮咳効果のある植物の一つとして知られ、呼吸器疾患用の自家製シロップの原料となります。花にも発汗作用や利尿作用があり、葉はタバコの優れた代用品となりますが、毒性は一切ありません。しかも呼吸器の粘膜の再生を助けるという利点もあります。

※ タバコの代用品には、日本でも戦時中にイタドリの葉やトウモロコシのひげなど、さまざまな植物が使えないかと試行錯誤されたそうです。韓国ではヨモギのタバコが売られています。

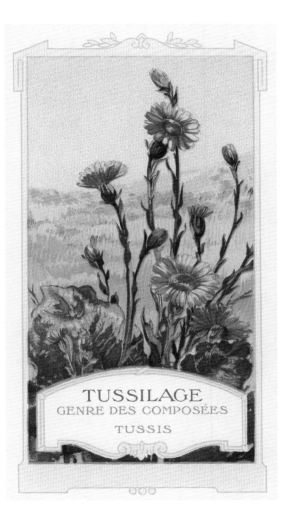

TUSSILAGE

GENRE DES COMPOSÉES

TUSSIS

セイヨウカノコソウ

Valeriana officinalis

　背の高いエレガントな植物で、白い花はほんのりピンクがかっており、緑色の茎には縞が入っています。地中海地域を除くヨーロッパ各地の堀の淵や小川のほとりに生息しています。独特のにおいで、特に花が散る時に強く香ります。猫はこのにおいが大好きでうっとりとするので、「猫の薬草」の名もついています。また「切り傷の薬草」「殴られた女性の薬草」とも呼ばれるのは、切り傷や打ち身にも効くため。特に効果を発揮するのは、神経的な不調に対してです。すでにルネサンス期には、根に含まれる有効成分が癲癇や片頭痛を和らげ、熱を下げ、喘息の発作や動悸を予防し、リューマチの痛みや不安を鎮め、動脈圧を下げることが知られていました。様々な効用を持つセイヨウカノコソウですが、何といってもその鎮痛効果は絶大です。

※ 薬草として日本で昔から使われているカノコソウ（*Valeriana fauriei*）。秋に地上部が枯れてから掘り起こした根を乾燥させ、吉草根という生薬を作ります。お湯で5分抽出し、ヒステリー、神経過敏症、精神不安に使います。国内の産地は北海道が主力。

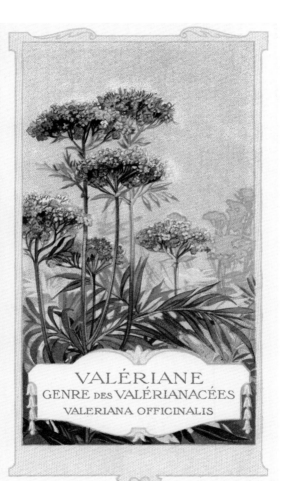

VALÉRIANE
GENRE des VALÉRIANACÉES
VALERIANA OFFICINALIS

クマツヅラ

Verbena officinalis

ヨーロッパ原産のクマツヅラは糸のようにひょろ長い植物。花はユリのようにほんのり色がついていて控えめ、茎はまっすぐです。川岸や道端に咲き乱れ、古代ギリシャ人やローマ人から聖なる草として重宝されなければ、人の目に留まることもなかったでしょう。古代の使者の冠は、この植物を編んで作られていました。また槍で刺されても、すぐにこの植物で治療すれば治るとも信じられていました。中世になると、様々な魔力を持つとされ、予言能力を授け、嵐や幽霊や悪運から守ってくれると言われていました。また催淫効果もあるとされ、消えてしまった愛を再び燃え上がらせたい時には、理想的な植物だとか。実際、この香り豊かで苦みのある植物の効用は科学的に証明されていて、生の葉と茎を煎じれば抗炎症剤となり、免疫力を上げる働きをします。また神経の消耗や喉の疾患を鎮め、頭痛や神経痛を和らげ、消化を助け、胆汁の分泌を促すとも。煮て湿布にすると、あかぎれやひび割れ、副鼻腔炎やリューマチに効きます。

※ 日本でも東北〜沖縄で見かけます。花咲く時期に全草を採り、水洗いして乾燥したものが、馬鞭草と呼ぶ生薬となります。生理不順や生理痛の時に煎じて服用したり、生葉や茎の汁を皮膚トラブルに塗ってケアしたりします。

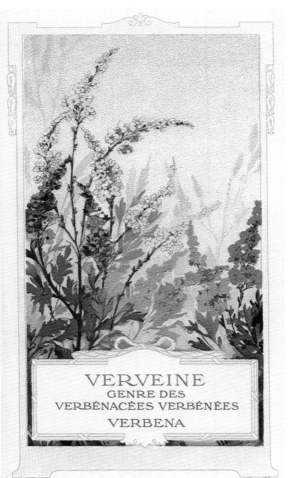

VERVEINE
GENRE DES
VERBÉNACÉES VERBÉNÉES

VERBENA

ヨーロッパブドウ

Vitis vinifera

　ブドウは紀元前2000年から栽培され、民間療法ではおなじみの植物です。16世紀のイタリアの医師兼植物学者マッティオリは、ワインは「脳を浄化し、知力を刺激し、心を弾ませ、元気にし、血をきれいにして、身体からあらゆる不浄なものを排出させる」と力強く主張しました。と同時に、恐ろしい病気を引き起こす可能性もあると指摘しています。現在、ブドウやワインに含まれるポリフェノールやタンニンは、心血管の病気を防ぐと考えられています。けれどもブドウの薬効はこれに留まりません。葉には強壮作用や収斂作用があり、実から出る汁にはビタミンやミネラルが豊富に含まれ、搾りかすには刺激効果があり、種からとれる油は下痢に効きます。特筆すべきは、ヨーロッパブドウと呼ばれるつる性の葉の赤い品種の葉には、毛細静脈を保護する有効成分が含まれている点です。葉を煎じて飲めば、足のむくみや静脈の機能不全、痔、青あざに効きます。

※ 日本でもヤマブドウ(*Vitis coignetiae*)が古くから自生しており、縄文土器の内部に炭化したヤマブドウの種らしきものが見つかっています。何百年も前から岩手県では、産前産後の滋養のために何百年も前からヤマブドウの果汁を飲んだそうです。ツルは籠などを編む素材として重宝されています。

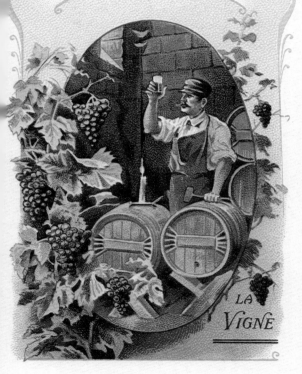

LES PLANTES UTILES

LA VIGNE

掲 載 植 物 一 覧 (50音順)

名称	科	種	その他の名称	ページ
アーモンド	バラ科	アーモンド *Prunus amygdalus*		16
アサ	アサ科	アサ *Cannabis sativa*		42
アニス	セリ科	アニス *Pimpinella anisum*		20
アマ	アマ科	アマ *Linum usitatissimum*		74
アルニカ	キク科	アルニカ・モンタナ *Arnica montana*	ヴォージュのタバコ、 アルプスのタバコ、 転んだ時の薬草	24
アロエ	ススキノキ科	アロエベラ *Aloe barbadensis*		14
イチゴノキ	ツツジ科	イチゴノキ *Arbutus unedo*		22
ウイキョウ	セリ科	ウイキョウ *Foeniculum vulgare*		54
ウスベニアオイ	アオイ科	ウスベニアオイ *Malva sylvestris*		80
ウスベニタチアオイ	アオイ科	ウスベニタチアオイ *Althaea officinalis*		64
エリカ・キネレア	ツツジ科	エリカ・キネレア *Erica cinerea*		38
エンバク	イネ科	エンバク *Avena sativa*		28
オオグルマ	キク科	オオグルマ *Inula helenium*		26
オオバコ	オオバコ科	セイヨウオオバコ、ヘラオオバコ *Plantago major, P. lanceolata*		120

名称	科	種	その他の名称	ページ
オドリコソウ	シソ科	オドリコソウ *Lamium album*		100
オリーブ	モクセイ科	オリーブ *Olea europaea*		94
オレガノ	シソ科	オレガノ *Origanum vulgare*		98
オレンジ	ミカン科	ニガダイダイ *Citrus vulgaris*		96
カキドオシ	シソ科	カキドオシ *Glechoma hederacea*		72
キナノキ	アカネ科	キナノキ *Cinchona officinalis*		128
キバナノクリンザクラ	サクラソウ科	キバナノクリンザクラ *Primula officinalis*	ククー(カッコウ)、聖ペトロの鍵、天国の鍵	126
キンセンカ	キク科	キンセンカ *Calendula officinalis*		148
ギンバイカ	フトモモ科	ギンバイカ *Myrtus communis*		92
クサノオウ	ケシ科	クサノオウ *Chelidonium majus*	雄ヤギの草、大きな光	44
クマツヅラ	クマツヅラ科	クマツヅラ *Verbena officinalis*		162
クロガラシ	アブラナ科	クロガラシ *Brassica nigra*		90
ケシ	ケシ科	アヘンケシ、ケシ *Papaver somniferum var. album,* *P. somniferum var. nigrum*		104
ゲッケイジュ	クスノキ科	ゲッケイジュ *Laurus nobilis*	高貴なローリエ、アポロンのローリエ	68
ゲンチアナ	リンドウ科	ゲンチアナ *Gentiana lutea*		58
コショウ	コショウ科	コショウ *Piper nigrum*		122

名称	科	種	その他の名称	ページ
ゴボウ	キク科	ゴボウ *Arctium lappa*	白癬の薬草	30
サフラン	アヤメ科	サフラン *Crocus sativus*		136
サボンソウ	ナデシコ科	サボンソウ *Saponaria officinalis*	洗濯女、石鹸薬草	138
サンシキスミレ	スミレ科	サンシキスミレ *Viola tricolor*		106
ジギタリス	オオバコ科	ジギタリス *Digitalis purpurea*	聖母の指、聖処女の指	48
シバムギ	イネ科	シバムギ *Elytrigia repens*	匍匐植物、犬のレタス	46
ショウガ	ショウガ科	ショウガ *Zingiber officinale*		62
スペインカンゾウ	マメ科	スペインカンゾウ *Glycyrrhiza glabra*		130
スベリヒユ	スベリヒユ科	スベリヒユ *Portulaca oleracea*		124
ズルカマラ	ナス科	ズルカマラ *Solanum dulcamara*	熱の薬草	88
セイヨウイブキジャコウソウ	シソ科	セイヨウイブキジャコウソウ *Thymus serpyllum*		146
セイヨウオトギリ	オトギリソウ科	セイヨウオトギリ *Hypericum perforatum*	聖ヨハネの薬草、千の穴の薬草	86
セイヨウカノコソウ	オミナエシ科	セイヨウカノコソウ *Valeriana officinalis*	猫の薬草、切り傷の薬草、殴られた女性の薬草	160
セイヨウトウキ	セリ科	セイヨウトウキ *Angelica archangelica*	天使のハーブ、聖霊の根	18
セイヨウナツユキソウ	バラ科	セイヨウナツユキソウ *Filipendula ulmaria*	草原の女王	150
セイヨウニワトコ	スイカズラ科	セイヨウニワトコ *Sambucus nigra*		152

名称	科	種	その他の名称	ページ
セイヨウネズ	ヒノキ科	セイヨウネズ *Juniperus communis*		56
セイヨウノコギリソウ	キク科	セイヨウノコギリソウ *Achillea millefolium*	切り傷の薬草、軍人 の薬草、大工の薬草	12
セイヨウメギ	メギ科	セイヨウメギ *Berberis vulgaris*		50
セージ	シソ科	セージ *Salvia officinalis*		140
センナ	マメ科	センナ *Cassia alexandrina, C. angustifolia*		144
タンポポ	キク科	セイヨウタンポポ *Taraxacum officinale*		118
トウガラシ	ナス科	トウガラシ、キダチトウガラシ *Capsicum annuum, C. frutescens*		114
トウモロコシ	イネ科	トウモロコシ *Zea mays*		76
トケイソウ	トケイソウ科	チャボトケイソウ *Passiflora incarnata*	受難の花	102
ナツボダイジュ	シナノキ科	ナツボダイジュ *Tilia platyphyllos*		156
ヒメツルニチニチソウ	キョウチクトウ科	ヒメツルニチニチソウ *Vinca minor*	ヘビスミレ、小さな 魔法使い	108
ヒメフウロ	フウロソウ科	ヒメフウロ *Geranium robertianum*		60
ビロードモウズイカ	ゴマノハグサ科	ビロードモウズイカ *Verbascum thapsus*	聖母のろうそく	34
フキタンポポ	キク科	フキタンポポ *Tussilago farfara*	ロバの足、父より 前の息子	158
ベニバナセンブリ	リンドウ科	ベニバナセンブリ *Centaurium erythraea*	熱の薬草	110
ホアハウンド	シソ科	ホアハウンド *Marrubium vulgare*	いい人	78

名称	科	種	その他の名称	ページ
ホップ	アサ科	ホップ *Humulus lupulus*		66
ミント	シソ科	ペニーロイヤルミント、ペパーミント、スペアミント *Mentha pulegium, M. piperita & M. viridis*	ノミ払い	84
ヤグルマギク	キク科	ヤグルマギク *Centaurea cyanus*	メガネいらず	32
ヤナギ	ヤナギ科	セイヨウシロヤナギ *Salix alba*		142
ユーカリ	フトモモ科	ユーカリノキ *Eucalyptus globulus*		52
ヨーロッパブドウ	ブドウ科	ヨーロッパブドウ *Vitis vinifera*		164
ヨモギギク	キク科	ヨモギギク *Tanacetum vulgare*	虫の薬草	154
ラベンダー	シソ科	コモン・ラベンダー *Lavandula officinalis*		70
ルバーブ	タデ科	ルバーブ、偽ルバーブ *Rheum rhabarbarum, R. rhaponticum*		132
ルリジサ	ムラサキ科	ルリジサ *Borago officinalis*		36
ルリヒエンソウ	キンポウゲ科	ルリヒエンソウ *Consolida regalis*		112
レモンバーム	シソ科	レモンバーム *Melissa officinalis*		82
ローズマリー	シソ科	ローズマリー *Rosmarinus officinalis*		134
ローマンカモミール	キク科	ローマンカモミール *Chamaemelum nobile*		40
ワレモコウ	バラ科	ワレモコウ、サラダバーネット *Sanguisorba officinalis, S. minor*		116

もっと知りたい人のために

Collectif, *Phytothérapie, la santé par les plantes*, Sélection du Reader's Digest, Vidal, 2010.

Fournier (Paul), *Le Livre des plantes médicinales et vénéneuses de France. 1 500 espèces par le texte et par l'image*, Paul Lechevalier, 1947.

Girre (docteur Loïc), *Connaître et reconnaître les plantes médicinales*, Ouest France, 1980.

Gurib Fakim (Ameenah), *Toutes les plantes qui soignent : plantes d'hier, médicaments d'aujourd'hui*, Michel Lafon, 2008.

Künkele (Ute) et Lohmeyer (Till R.), *Plantes médicinales, identification, récolte, propriétés et emplois*, Parragon Books, 2007.

Leclerc (Henri), *Précis de phytothérapie*, Masson & Cie, 1932.

Lieutaghi (Pierre), *Le Livre des bonnes herbes*, Actes Sud, 1996.

Lieutaghi (Pierre), *Le Livre des arbres, arbustes et arbrisseaux*, Actes Sud, 2004.

Lieutaghi (Pierre), *Badasson & Cie. Tradition médicinale et autres usages des plantes en haute Provence*, Actes Sud, 2009.

Pamplona-Roger (docteur George), *Guide des plantes médicinales*, « Encyclopédie Vie et Santé », 1996.

Rombi (Max) et Robert (Dominique), *120 plantes médicinales : composition, mode d'action et intérêt thérapeutique... de l'ail à la vigne rouge*, Alpen, 2007.

LE PETIT LIVRE DES PLANTES MÉDICINALES

Toutes les images de cet ouvrage proviennent de la collection privée des Éditions du Chêne.

Directrice de projets : Nathalie Bailleux
avec la collaboration de Franck Friès
Suivi éditorial : Fanny Martin et Audrey Gérard
Directrice artistique : Sabine Houplain,
assistée de Claire Mieyeville et Audrey Lorel
Lecture-correction : Myriam Blanc
Partenariat et ventes directes : Claire Le Cocguen
clecocguen@hachette-livre.fr
Relations Presse : Hélène Maurice
hmaurice@hachette-livre.fr
Mise en page et photogravure : CGI

This Japanese edition was produced and published in Japan in 2021
by Graphic-sha Publishing Co., Ltd.
1-14-17 Kudankita, Chiyodaku,
Tokyo 102-0073, Japan

Japanese translation © 2021 Graphic-sha Publishing Co., Ltd.

Japanese edition creative staff
Editorial supervisor: Rie Nitta
Translation: Hanako Da Costa Yoshimura
Text layout and cover design: Rumi Sugimoto
Editor: Yukiko Sasajima
Publishing coordinator: Takako Motoki
(Graphic-sha Publishing Co., Ltd.)

ISBN 978-4-7661-3492-6 C0076
Printed in China

ちいさな手のひら事典
ねこ

ブリジット・ビュラール＝コルドー 著
ISBN978-4-7661-2897-0

ちいさな手のひら事典
きのこ

ミリアム・ブラン 著
ISBN978-4-7661-2898-7

ちいさな手のひら事典
天使

ニコル・マッソン 著
ISBN978-4-7661-3109-3

ちいさな手のひら事典
とり

アンヌ・ジャンケリオヴィッチ 著
ISBN978-4-7661-3108-6

ちいさな手のひら事典
バラ

ミシェル・ボーヴェ 著
ISBN978-4-7661-3296-0

ちいさな手のひら事典
魔女

ドミニク・フゥフェル 著
ISBN978-4-7661-3432-2

ちいさな手のひら事典
月
ブリジット・ビュラール＝コルドー 著
ISBN978-4-7661-3525-1

ちいさな手のひら事典
子ねこ
ドミニク・フッフェル 著
ISBN978-4-7661-3523-7

ちいさな手のひら事典
花言葉
ナタリー・シャイン 著
ISBN978-4-7661-3524-4

ちいさな手のひら事典
マリー・アントワネット
ドミニク・フッフェル 著
ISBN978-4-7661-3526-8

ちいさな手のひら事典
おとぎ話
ジャン・ティフォン 著
ISBN978-4-7661-3590-9

ちいさな手のひら事典
占星術
ファビエンヌ・タンティ 著
ISBN978-4-7661-3589-3

ちいさな手のひら事典
クリスマス
ドミニク・フッフェル **著**
ISBN978-4-7661-3639-5

ちいさな手のひら事典
フランスの食卓
ディアーヌ・ヴァニエ **著**
ISBN978-4-7661-3760-6

ちいさな手のひら事典
幸運を呼ぶもの
ヴェロニク・バロー **著**
ISBN978-4-7661-3830-6

著者プロフィール

エリザベート・トロティニョン

植物学を学び、農村地帯の整備の分野で高等専門研究免状を取得。フランス中部アンドル県会で、環境・景観を担当する。『薬用植物事典(L'Atlas des plantes médicinales)』『樹木事典(L'Atlas des arbres)』(Éditions Delachaux et Niestlé)など、植物に関する著作を発表している。

監修者プロフィール

新田理恵

薬草使。食卓研究家。薬草のある暮らしを提案するTABEL株式会社代表取締役。管理栄養士、国際中医薬膳調理師の資格を取得後、全国各地の在来ハーブ・薬草を研究。薬草文化のリサーチや薬草茶の調合、監修に取り組む。2018年、薬草大学NORMを始動。著書に『薬草のちから 野山に眠る、自然の癒し』(晶文社)。

ちいさな手のひら事典 薬草

2021年5月25日　初版第1刷発行
2024年4月25日　初版第7刷発行

著者	エリザベート・トロティニョン (© Élisabeth Trotignon)
発行者	西川 正伸
発行所	株式会社グラフィック社
	102-0073 東京都千代田区九段北1-14-17
	Phone：03-3263-4318　Fax：03-3263-5297
	http://www.graphicsha.co.jp
	振替：00130-6-114345

日本語版制作スタッフ
監修：新田理恵
翻訳：ダコスタ吉村花子

組版・カバーデザイン：杉本瑠美
編集：笹島由紀子
制作・進行：本木貴子 (グラフィック社)

ISBN978-4-7661-3492-6 C0076　Printed in China